U0189379

心理咨询师的悲伤疗愈手记

不安即安处

方 心 —— 著

中国科学技术出版社

·北 京·

图书在版编目（CIP）数据

不安即安处：心理咨询师的悲伤疗愈手记 / 方心著
. — 北京：中国科学技术出版社，2023.7
ISBN 978-7-5236-0152-5

Ⅰ.①不… Ⅱ.①方… Ⅲ.①精神疗法 Ⅳ.
① R493

中国国家版本馆 CIP 数据核字（2023）第 055916 号

策划编辑	李 卫 杨汝娜	责任编辑	韩沫言
封面设计	创研设	版式设计	蚂蚁设计
责任校对	吕传新	责任印制	李晓霖

出 版	中国科学技术出版社
发 行	中国科学技术出版社有限公司发行部
地 址	北京市海淀区中关村南大街 16 号
邮 编	100081
发行电话	010-62173865
传 真	010-62173081
网 址	http://www.cspbooks.com.cn

开 本	880mm×1230mm 1/32
字 数	141 千字
印 张	7.75
版 次	2023 年 7 月第 1 版
印 次	2023 年 7 月第 1 次印刷
印 刷	大厂回族自治县彩虹印刷有限公司
书 号	ISBN 978-7-5236-0152-5/R·3063
定 价	59.80 元

十分感谢你翻开本书，是这本书让你和我相遇。我相信看到本书的你，一定有着一颗渴望弄清自己发生了什么，并愿意改善处境、疗愈自我的心。

本书结合了多种心理学流派的思想，其中包含精神分析、认知行为心理学、积极心理学、家庭治疗等。我将这些流派的思想通过催眠术和神经语言程序重组技术具体化为书中的大量正向暗示的练习，并借案例帮助你内化书中有助于提升心理品质的窍门。本书正向暗示的心理理论支撑主要来自积极心理学、催眠学和神经语言程序学（NLP）等。

清华大学积极心理学研究中心不断通过实践证明，寻找生活中的积极事件，给予自己积极正向的心理暗示，能帮助人们有效地消除负面情绪。目前，许多人已经通过积极心理学的技术疗愈了抑郁和焦虑。可见，当人们学会以积极的视角去看待生活后，就能消除负面情绪。

耶鲁大学医学院精神病学系曾经做过跟踪调查，调查结果发现，如果人们每天坚持做自我催眠，可以延长寿命3~12年。催眠中常常会使用一些负面暗示，利用人的厌恶与恐惧心理去减少当事人的许多不良行为。但是，翻阅本书的读者大多是因为悲伤所以想寻求解决办法，这就意味着读者已经在生活中接触了许多负面信息，因此我在本书中摒弃了负面的心理暗示，为读者留下的皆是正向的心理暗示。

如果我们利用神经语言程序学的逻辑和正向的语言对我们的心理进行编辑，用有助于我们感到放松和愉快的文字和图像频繁进行自我暗示，我们的大脑也会默认为我们是放松且愉快的，此时大脑就会释放出有助于我们身心健康的脑电波，作用于我们自身。

在婴儿期，我们会因为显性的情境和事物引发基本情绪；在儿童期，我们会因为表征情境的符号和语言引发基本情绪。这些基本情绪包含喜、怒、哀、乐、悲、恐、惊等。心理学家发现，基本情绪刺激的符号化、形象化和语言化是将儿童情绪转变为情感的重要标志。这就意味着我们人类从儿童期开始就可以通过文字和图像将不同的情绪转化为不同的情感。在儿童期，我们会产生审美偏好，我们接触的美好的事物会给我们留下愉快的记忆和感受。

文字和图像本身是具有暗示性的，所以本书使用的各个流派的心理学技术最终的落脚点都是借助于文字和图像将读者往正向的方向引导，进行积极暗示。本书的目的是为悲伤的人群重新建立新的联想机制，将负面情绪替换为令人放松与愉快的积极情绪。

我在本书中使用的正向暗示理论虽然在临床心理咨询中

十分有效，却在当下的心理学领域较少被人们重视，加上以大自然中的植物作为正向心理暗示的信号物正式作为一种心理疗愈技术在目前的心理学领域中十分少见，在此之前，心理学家及其他领域的作者只提到过自然景观可以加速缓解焦虑和精神疲劳。融合一些信号物作为载体，无疑可以让你在生活中更方便练习，因为重复的正向暗示是心理结构发展改变的关键因素。看完本书也许只能在当下对你产生作用，但我更希望的是你在读完本书之后，能够解决未来生活中遇到的问题。

本书能顺利出版，我最感谢中国科学技术出版社的编辑老师，如果没有她的坚持，也许本书会难以和你相遇。本书可以帮助你较快地处理一般的负面情绪，尤其是和悲伤相关的问题。如果你希望提升心理品质，那么就需要仔细阅读本书。如果你急于解决眼前的困扰，你可以直接阅读本书你需要的部分，也就是对应你年龄阶段的那些命题。你只需按照书中的方法持续练习一段时间，就能帮助你拥有一个稳定的良好状态。

本书中的所有案例均为我在多年心理咨询工作中收集的，这些案例已经过当事人的同意。在此，我再次感谢我的来访者们愿意提供自己的真实经历作为素材来帮助更多的人。为了保护当事人的隐私，并根据心理咨询的保密原则，我已将案例做化名处理，并进行了相应的改编。

我谨以本书与你分享关于正向心理暗示的科学和方法，当你把它们付诸实践的时候，希望可以为你和你身边的人带来源源不断的收获。

本书阅读指南

阅读前，你需要做如下准备：

1. 你可以选择一个相对安静且不被打扰的空间。

2. 你可以准备一杯水或者一杯你喜欢的饮品。

3. 你可以播放轻音乐作为背景音乐，这有助于你在更放松的心理状态下阅读。

4. 在放松训练中，如果你和我一样，不能很快记住一段文字，也可以在做这一段练习之前，用手机将这段话用你最温柔和最温暖的声音录下来。在自己需要做放松练习的时候，随时可以播放。

目录

1

第一部分

四叶草期

成年准备期（15~20 岁）

正向心理暗示有多重要？一个人如果持续处在负面情绪中，脑海中便常常会出现自我否定的声音。那个声音告诉你：你很糟糕、很不幸。这些念头会不断地给我们的大脑发送信号，而我们的大脑无法判断这些负面信息是否真的发生了。但是，如果我们长期坚定一个念头，无论这个念头是负面的还是正向的，我们的大脑就会默认自己思考的问题是真实存在的。

神经语言程序学发现了人类的思想、情绪和行为背后的规律。神经语言程序学有两位创始人，分别是数学家理察·班德勒（Richard Bandler）和语言学家约翰·葛瑞德（John Grinder）。他们因不满传统心理学学派的治疗过程太长且效果不能持久，便开始分析并借鉴当时在心理治疗以及人际沟通学上有较高成就的四位大师——家庭治疗师维吉尼亚·萨提亚（Virginia Satir）、"现代催眠之父"米尔顿·艾瑞克森（Milton Erickson）、完形疗法创始人弗雷德里克·皮尔斯（Friedirich Perls）、语言学家格雷戈里·贝特森（Gregory Bateson），在心理治疗过程中所运用的语句和策略，整合出了神经语言程序学的理论架构。之后，班德勒和葛瑞德又经过大量的临床实验，证实了神经语言程序学在改变人类行为方面的显著效果。

我在文中使用神经语言程序学的方法将心理咨询中使人保持良好情绪状态以及较高的心理品质的"秘密"提取出来，再结合催眠应用中的正向暗示进行强化。根据不同群体面对的不同困扰，我将使用案例作为载体，在每节的结尾提出有针对性的暗示语，帮助这个阶段的读者走出悲伤情绪，提升心理品质。

15~20 岁的主要心理成长命题是：矛盾与困惑。

15~20 岁的主要心理成长方向是：希望与生机。

如果将 15~20 岁的人比喻成大自然的植物，我认为四叶草最恰当。

人们都认为能找到四叶草非常幸运，因为在人们的心中它象征幸福。另外，四叶草对土壤的要求不严格，它适应环境的能力十分强大。它在各种天气下都能存活，尤其耐得住严寒。最令人佩服的是，即便它被修剪和踩踏，依然可以焕发勃勃生机。

15~20 岁的人就像四叶草，他们象征着希望，同时也十分顽强。即便遇到了挫折，也有重新出发的勇气。他们唯一要做的是：从挫折中汲取养分，满怀希望，让生命更加蓬勃。

我们在成长的路上接受了许多不良暗示，往往会因此而感到悲伤，但是这些信息并不一定都符合客观事实。然而，因为我们的心理容易被外界的信息占据，所以我们需要使用一些正向的暗示办法，来对冲、抵消负面心理感受，进而达到提升心理品质的效果。

正向暗示并不是盲目的，需要基于客观事实，否则只不过是镜花水月而已。客观事实在于求真，道德价值在于求善，欣赏价值在于求美。真、善、美的结合才能使人收获幸福。成年准备期的群体本身就具备四叶草的精神内核，所以我选择将四叶草作为这个年龄阶段积极暗示的媒介。

心理学家研究发现，许多人在特定的带有正向暗示的文字或者图像映入眼帘时，会变得放松和专注。以放松和专注的感受为前提，再加上特定的心理暗示，有助于加强正向的积极暗示的内化作用，直到形成相应的正向条件反射。例如，当读者想象四叶草的样子或者看到它的图像时，就会不自觉地感到身心放松且愉快。

重复是说服潜意识的关键。如果在一个象征物上加上正向的心理成长目标，可以充分调动人的潜意识，人们多次重复练习便可以直接越过心理防御进入良好的心理状态。

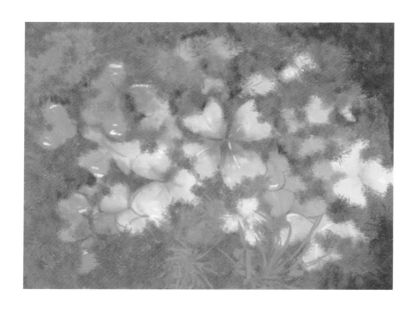

< 四叶草 >

原本象征：幸福。

心理象征：希望和生机。

这个年龄阶段的状态：矛盾与困惑。

个人命题

案 例 ● ● ●

　　我有时候感觉自己很强大，有时候又觉得自己很没用。我很难过，我希望……

　　小贺，男，19 岁，大一学生。

　　小贺在电话里对我说："我是一只井底之蛙，却自以为是地认为自己是人中龙凤。我在老家上中学时一直都是年级第一名，学校也是当地最好的中学，直到我考进了现在的这所大学，我才知道自己是多么的普通。这所大学里都是全国各地非常厉害的学生，在这里我不再有以前的光芒。我发现我的很多方面都不如身边的同学。他们家境优渥、长相好、人缘好，各方面都比我强，我感觉我的前途一片黯淡。"

　　小贺因为在大学中总是将自己与其他同学进行对比，所以开始怀疑自我价值。一般来说，人不会轻易怀疑自我价值，除非过去赖以生存的信念出现了危机。因为小贺过去的自我价值是通过学业的成就赢得周围人的认可，进而进行自我肯定，所以当这个优势不再存在的时候，他心中建起的堡垒开始坍塌。但是这些问题不至于让他出现抑郁症状。我帮他做了抑郁测试，显示只有很轻微的抑郁情绪，没有到抑郁症的程度。许多人都出现过轻微的抑郁情绪，这在如今的社会十分普遍。当我们不开心的时候，如果去做一下抑郁测试，很可能都会出现轻微的抑郁情绪。

我将评估结果告诉了小贺，他很不好意思地告诉我："我只是感觉自己努力了那么久，结果并没有达到自己的预期，所以感到很悲观。但要我真的从大桥上跳下去是不可能的，我会觉得对不起父母。当您的助理告诉我您马上要下班的时候，我觉得我把情况说得严重一些，您能更重视我的问题。因为那时很晚了，而我又太需要找一个人来倾诉，和别人说又感觉很丢脸。所以……对不起，其实我知道我的情况也没有那么严重。"

来访者在心理咨询中的表现往往能折射出他平时人际交往的部分模式。听到小贺这么说，我感觉他很聪明，但是又感到他的控制欲比较强。他希望外界能满足自己的一切期待，而不太能接受拒绝和挫败。他将外界的关注看得十分重要，有着不得到誓不罢休的决心。这种心态对他来说有一定的价值。他强烈希望得到外界的赞许，在这股力量的推动下，他一直努力学习，取得了不错的成绩。但是，当这个执念在某个人生节点发生变化的时候，他一下子没有了支撑的力量，便开始感到迷茫。

咨询过程中，我与小贺探讨了我发现到的他身上的课题，提醒他眼前的处境并没有他想得那么糟糕。虽然眼前的处境对他来说是一个挑战，但是这相当于是他以后进入社会的准备环节。以他的能力，毕业之后会有不错的发展。他需要做好心理准备：未来在职场上与能力强者竞争时，可以保持内心的平和，这样才能有更好的发展。

在咨询结束一个月后，小贺又与我预约了新的咨询，他告诉了我他目前应对学校环境的处理办法：理性看待外界的环境变化，也愿意从心底做到"比上不足，比下有余"。他告诉我，在他放弃生活必须完全由自己掌控的执念后，反而发现身边的环境变得让他满意了。

我问了他接下来的打算，他告诉我：乾坤未定，我依然是一匹黑马。现在的我从零开始就好。我会继续努力，但是不会以牺牲自己的心理健康为代价去证明自己的价值，以牺牲心理健康为代价的成果不是真正意义上的成功。

小贺是一个很聪明的人，他在小学、初中、高中时都过得十分顺利，所以在初入大学见到更广阔的天地时，各方面的信息席卷而来，使他的心理暂时出现了难以适应的情况。但是，从他最后一次对我说的那些话来看，眼前的这些负面情绪，对他而言都只是暂时的。

如果你也遇到了类似的问题，可以用以下办法进行自我疗愈。

▼　情绪梳理

1. 自我接纳：包容自己的负面情绪，不要抵抗它的存在，越抵抗你的负面情绪会越强烈。我们还需要接纳自己的成长轨迹、过去的选择以及对未来的不确定等。案例中的小贺既产生了抵抗情绪，又不接纳自己的一切，所以才会产生强烈的负面情绪，这些都是需要我们去觉察的。

2. 自我觉察：多问问自己为什么会感到难过。找到自己难过的原因是非常重要的。当我们理性地看待自己的情绪并分析原因时，我们就已经从负面情绪中抽离出来了。

3. 改变视角：案例中，小贺出现了回避困难的情绪，是因为他认为他在学校的处境是对自己有害的。我们要知道心理感受非常主观，当人转变视角，将当下的处境看作有益于未来发展时，人的心态便会发生转变。

▼　心理锦囊

许多人感到痛苦是因为外界给自己带来了烦恼，但他烦恼的根源其实是他的心理世界对信息的加工出现了偏差。事件并不会直接给人带来创伤，人对事件的加工方式往往是带来创伤的主要原因。简而言之，我们如何理解事件才是引发情绪的关键。

我们面对心中顽固的命题时，不允许失败、不允许不顺利、不允许自己不起眼、不允许自己不重要等都是很强烈的执念。要知道，没有人的一生是一帆风顺的，我们需要经历风雨才能茁壮成长。对于成年准备期的群体来说，挫折是十分宝贵的。

面对因为个人发展问题而产生的烦恼，我们可以在烦恼的时刻问问自己：我真的有必要为此烦恼吗？这些烦恼真的比我这个人本身更重要吗？

▼　正向心理暗示 + 练习

如果你存在上述案例中的类似情况，你可以尝试正向暗示自己，修改自己原有的神经语言程序，建立有助于心理品质提升的神经语言程序。在遇到困难的时候，你可以将四叶草作为媒介，把自己想象成一株刚经历严寒的四叶草，正在角落里一点一点地恢复生机。经过一段时间之后，你会发现自己承受挫折的能力越来越强，面对逆境时心态也会越来越平和。有效的正向心理暗示是：我就像四叶草一样，具备适应一切环境的能力。

明确型 ▌

案例 ● ● ●

我担心如果眼前的事情我都做不好，以后的目标就实现不了。我很恐慌，我希望……

小智，女，17岁，高三学生。

小智第一次来到咨询室的时候表现得局促不安，她特意问了咨询机构的助理，可不可以为她安排一名女性心理咨询师。

咨询开始之后，我问她，她的担忧是什么，她告诉我："我马上要参加数学竞赛了，但是我最近开始拖延着不想练习。再这样下去，我担心自己拿不到这次竞赛的一等奖，也无法实现未来的其他目标。我一定会让爷爷奶奶失望的。"说着说着，她伤心地哭了起来。

等她的情绪平复下来后，我了解到，她的父母在国外做生意，疫情之前生意做得很好，但是疫情之后她的父母发现生意这件事暂时强求不来，还不如将女儿带到身边好好照顾，也可以弥补这么多年不在孩子身边的遗憾。但是，小智从小和爷爷奶奶一起生活，与他们产生了很深厚的感情，一旦分开，爷爷奶奶会很舍不得她，她也舍不得爷爷奶奶。所以，她想努力向父母证明爷爷奶奶能把她照顾得很好。为此，她打算通过在数学竞赛上获奖来证明她在国内也能很优秀，没有必要出国。这是她第一次咨询时和我的谈话内容，当时我也以为这是全部了。

第二次咨询，当我提到"你和爷爷奶奶感情真好"时，她突然哭了出来。如果说她第一次咨询时哭是因为她没能很好地准备竞赛，担心没有办法向父母证明而难过，那么这次我感觉有些不同。

我问她是否在过去发生了一些事情让她感到难过，我鼓励她将她心底的想法告诉我，我会帮助她。我告诉她，在心理咨询过程中，心理咨询师和咨询者彼此的信任是十分重要的，对咨询效果的影响占了70%。

原来，在小智很小的时候，她的爷爷会经常抚摸她身体的隐私部位，直到上初中了还提出要帮她洗澡。我问她其他家庭成员是否知道这件事，她告诉我她的父母不知道，可奶奶是知道的。提到此处，她的情绪再次崩溃了。

我将纸巾递给了她，安静地等她的情绪平复下来。她告诉我，她最希望奶奶那个时候能阻止爷爷，站出来对爷爷说："你这样不对。"但是奶奶什么也没有说，就好像默许这件事发生一样。

她心里十分恨爷爷奶奶，但是又离不开他们。她说："因为爷爷一直告诉我，我父母是因为不喜欢我才出国的，这个世界上只有他才真的喜欢我。所以我十分害怕，担心我即使去找父母，也不会被他们真正接受。虽然这个世界上我有这么多亲人，但是我常常感觉自己就像孤儿一样。"

我听了小智的话十分心疼。也许许多人不能理解，为什么爷爷奶奶伤害了她，她还不能离开他们。从我多年心理咨询的经验来看，许多当事人遇到这种事情后都会出现心理解离^①状态。一方面有一层亲情的关系，当事人不允许自己去憎恨，如果憎恨了就需要接受已经发生的事实——也就是自己的确被信任的亲人伤害了。在发生这样的事情时，当事人往往年龄很小，不具备辨别是非的能力，也没有与之对抗的力量，加上去体会那种被亲近的人伤害的感受是十分痛苦的，所以面对这样的问题，当事人一般会选择回避。另一方面，随着年龄的增长，当事人具备了更多道德和法律的常识，他们知道这种事情是错误的，是违法的，但是为了避免二次心理创伤和说出事实之后的未知数，当事人往往会选择自己独自承受。久而久之，当事人便会因为压抑得太久而产生心理问题。

我鼓励小智将自己小时候发生的事情告诉父母，虽然这对她而言并不容易。因为她十几年来一直努力维持着这个家庭表面的和谐，她不想让家人难堪，所以都是自己默默承受着这些负面情绪。我告诉她，她并没有做错什么，错的是爷爷的行为和奶奶的反应。但是她的父母并不知情，没有想到自己的父母会伤害孙女，他们也并不知道爷爷是这样的人。

---

① 指个体通过将自我和当下的现实切断的方式来逃避难以接受的痛苦。——编者注

所以，我请她给父母一次机会，并且请她相信，并不是每一个家庭成员都不值得信任。

我为小智分析，眼前的数学竞赛是一个假性目标，她拖延练习只不过是一个表象。拖延是因为她开始厌恶拖着受伤的心去维持家庭表面的平和所做出的巨大的自我牺牲。

后来，经过小智和她父母的同意，我为小智的父母也安排了咨询，我能感受到她父母知道真相后心中的错愕与愤恨。在那次咨询之后，我给了她父母很多帮助孩子修复心理创伤的方法和建议。这些方法有：和爷爷奶奶保持心理界限与小智站在一起；向小智表达歉意并解释"不爱她"的误会；对小智表达爱以及给她一些时间慢慢疗愈，等等。

现在，小智和父母一起生活在国外，她时不时地和我进行康复后的咨询，以让她自己保持好的心理状态。目前为止，她的状态还不错。她能够不再停留在过去，开始规划属于自己的真正目标，而这个目标不再是赢得数学竞赛的第一名。

从这个案例我们可以知道，有时候明确的目标是为了回避其他的不确定，这属于假性明确目标。这种防御具有价值，可以帮助我们不停地训练部分能力，但是只有在修复创伤的基础上或是排除其他干扰的基础上设立真正明确的目标，我们的心中才能形成真正的明确型目标。

小智的主要矛盾和困惑在于父母是否真的爱自己，是否值得自己信任。

1.与自己站在一起：心理咨询师会和咨询者站在一起。在自己感到受伤的时刻，有人和自己站在一起对自己来说就是一种莫大的宽慰与支持。如果没有心理咨询师的帮助，当事人需要学会自己和自己站在一起，提升自我关怀的能力。

2.放弃自我苛责：案例中的小智明明已经受到了伤害，却逼迫自己原谅，所以选择去参加数学竞赛以维持表面的和谐，这属于自我强迫式原谅。当我们被亲近的人伤害时，强迫自己去原谅只会让我们陷入更深的悲伤与愤怒。我们需要做的并不是原谅谁，而是在经历创伤之后善待自己。

▼　心理锦囊

建立目标，你要学习那些建立了真正明确型目标的成年准备期的人的思维方式，做榜样训练。建立了真正的明确型目标的人通常的心理表现是：

1.能客观地认识到自己能力的局限性，努力完善自我。

2.目光长远，能意识到自己仍然很年轻，有充裕的时间去一步步地实现目标。

3.善于从挫折中吸取经验和教训并能更有信心地迎接下次挑战，当遇到类似的问题时能更加有信心去处理。

4. 自我评价时既不会盲目高估，也不会妄自菲薄。

▼ 正向心理暗示

结合本案例中的情况，心理暗示偏向于自我疗愈。你可以尝试正向暗示自己，修改原有的神经语言程序，建立有助于心理品质提升的神经语言程序。在感到受伤的时刻，你可以将四叶草作为媒介，将自己想象成一株刚经历风雨的四叶草，相信自己能像四叶草一样，具备对抗伤害的能力。有效的正向心理暗示是：我身处黑暗，依然能向阳而生。

学业命题

厌学型

案 例 ● ● ●

我的烦恼太多，于是躲进了网络世界。我很难过，我希望……

小黎，16岁，高一学生。

在2018年的某段时间，我的一位心理咨询师朋友家里发生了一些变故，她拜托我在她工作的高中心理咨询室帮几天忙，但这个忙一帮就是3个月。我就是在那3个月里受理了小黎的咨询。

小黎："方心老师，每次我打游戏输了，就十分生气，是特别生气的那种。"

我："嗯，打游戏输了你会感到很愤怒，你可以说说你生气时候的表现吗？"

小黎："我会在游戏里骂人，逮到谁骂谁，骂得很难听。我也会摔电脑、摔键盘，我已经摔坏很多个了。"

我："嗯，你一定是非常生气才会这么做的。你过去有尝试分析过自己这么愤怒的原因吗？"

小黎："我从没想过这些问题。也许就是因为'猪队友'①太蠢了，让我很火大。"

我："嗯，打游戏的时候队友害自己输掉游戏确实很令人恼火。但是，这在打游戏时是常见的事情，不至于让你发这么大的脾气。我想这不是根本原因，仅仅是表面原因之一。我给你一个思路吧，在我们心理学看来，愤怒的内核是悲伤，你往这个方向再分析一下，你心中埋藏了哪些让你感到悲伤的事情呢？"

小黎沉默了很久后回答说："可能是觉得自己把时间都浪费在打游戏上了吧。我是个学渣，爸妈和老师都这么说我，

---

① 网络用语，指团队中总是拖后腿、出卖队友、坑害队友的人。——编者注

您说我不打游戏还能干什么呢？反正我学习不行，哪儿都不行。老师说我拉低了班级的平均分，我爸妈说我拖后腿，我感觉我就是那个'猪队友'。"

我："嗯，那么可以这么说吗？让你生气的'猪队友'其实投射了你不接受自己的那部分，即老师和爸妈对你感到不满意的部分。"

小黎的眼眶一下子红了，他看着我说："我不知道是不是这样，但是您这么说的时候，我感觉心里委屈极了。"

我："没关系的。正是因为你为父母和老师对你的看法感到难过，所以才会这么愤怒，因为你知道自己并没有他们说得那么差劲。也许你以后可以换一种学习方式去和你的学业相处。高中生本身就很辛苦，从早学到晚，比许多上班族还辛苦。当我们在某段时间没有学习，却被氛围紧张的学习环境包围时，我们就会感到内疚。你只需慢慢来，尽可能不要责怪自己以往的学习态度，从现在开始，一点点地揭掉父母和老师给你贴的负面标签。但是，你需要行动来证明你并不是他们说的那样。眼下的重中之重是你不能相信他们说的这个部分。你之所以愤怒是因为你已经接受了他们的一部分看法。"

小黎："我也想改变他们对我的看法。可是，这太难了。他们就是这么看我的啊。因为学习不行，我就一无是处了。

或许我就是他们说的那个样子。"

我看着小黎攥紧的双手，意识到他被贴标签贴得太久了，产生了一定程度上的习得性无助感①。

我理解小黎的顾虑，并为他分析了他顾虑的心理原因。然后，我在心理咨询过程中带着他做了一个心理游戏，他看起来很喜欢这个游戏。

这个游戏的内容是：将身边的人给他贴的所有负面标签写下来，然后一点点地撕得粉碎，最后扔到马桶里冲走。当他看着马桶里的水涌上来，水流很有力地将他的负面标签冲走时，他的脸上露出了笑容。那个笑容让他看起来很快乐，或许这个美好的面容就是他原本的样子。

在冲走负面标签后，我们回到咨询室。他答应我会努力尝试揭掉贴在自己身上的负面标签。最让我印象深刻的是，他在那次咨询快结束的时候对我说了一句话："方心老师，当我把负面标签冲进马桶的时候，我想到爸妈和老师也夸过我，我也并非一无是处。"

---

① 心理学名词，由美国心理学家塞利格曼（Seligman）提出，指个体经历某种学习后，在面临不可控情境时形成了无论怎样努力也无法改变事情结果的不可控认知，继而导致放弃努力的一种心态。这里指的是小黎觉得自己没有能力改变父母和老师对自己的刻板印象。

心理疗愈有时候的确会产生一些不可思议的效果，当负面情绪排解出来时，记忆也会发生改变。负面的记忆会开始淡化，而积极的记忆会慢慢涌现出来。

对于小黎的案例我用的是先处理情绪，再处理事件的方式。先处理负面情绪是十分必要的。你在自己练习的时候一定要铭记此宗旨：先处理自己的情绪，再去思考如何解决问题。这样一来，问题往往就能得到有效的解决。

▼ 情绪梳理

不批判情绪：情绪是具有智慧的，它在以一种激烈的方式帮助我们去关怀自己，看到自己的需求。任何情绪都是事出有因的。如果我在与小黎咨询的开始就告诉他，他的做法是不对的，他不应该因为生气就去骂队友、砸东西，他就会产生创伤感。他本来就认为自己的行为不妥，已经为此产生了困扰，如果再有个声音告诉他，他做错了，他不仅会陷入更深的悲伤，还会失去改变的动力。所以，当出现了让自己不舒服的情绪时，我们不要批判自己的情绪，多想想自己接下来怎么做更好才是上策。

▼ 心理锦囊

我发现，出于个人意愿寻求心理辅导的青少年在"学习"上的心态存在两个极端现象。一个是不愿意谈到"学习"这件让人不快乐的事情；另一个是对有关学习的问题非常焦虑，很害怕学不好，渴望处理干扰源后能更好地投入学习状态。前者是人们常说的"学渣"，后者是人们常说的"学霸"。

原本学生就没有"学渣"和"学霸"之分，说的人多了，就出现了标签化。"学渣"和"学霸"仅仅是我们从考试的结果来判定一个孩子在学习上的能力。而学习是广泛的，也是终身的，它指的不仅是学校的学习。我们细心观察就会发现，被贴上"学渣"标签的学生，他们在除学校学习以外的某些方面可以学习得非常出色。我们需要意识到，标签具有暗示性，如果成年准备期的青少年接受了自己是"学渣"的设定，他就很有可能不再会为在学校的学习做任何努力。

随着这方面的咨询案例的增多，我发现他们都有着共同的目的——想成为更好的自己，追求卓越，不希望被人看不起。而且实际上，发展心理学已经证实，每个成年准备期的人都追求卓越。而许多家长和老师只用学习成绩论英雄，这无疑是告诉他们：你没有好的学习成绩，就是一个很差劲的人。这样的偏见打击了每个青少年追求卓越的热情和希望，让许多对学习本来就不感兴趣的"学渣们"的学习越来越差，甚至许多青少年出现了自暴自弃的情况，家长们便开始着急上火，抓心挠肝，每天和孩子斗智斗勇，闹得家中鸡飞狗跳。

综上所述，本节的心理锦囊如下。

1. 自我关怀：回忆自己过去的经历，为自己贴上 3 个正向标签。正向标签的内容可以参考关于心理品质的美好字眼：善良、正直、真诚、幽默、上进、豁达、有希望、有毅力、有耐心、乐于助人、善于克服困难等。

2.传递善意：不给他人贴负面标签。如果我们因为负面标签受过伤害，就更加要意识到负面标签对他人会造成伤害，有时候甚至会影响对方的一生。如果忍不住要给他人贴标签，请为他人贴上正向标签，因为正向标签同样具有暗示性，可以帮助对方成为越来越好的人。

▼　正向的心理暗示

结合本案例中的情况，心理暗示偏向于提升自己面对外界的质疑时，要依然选择相信自己的能力。你可以尝试正向暗示自己，修改原有的神经语言程序，建立有助于心理品质提升的神经语言程序，将四叶草作为媒介，将自己想象成一株正在悄然发生改变的四叶草。有效的正向心理暗示是：我就像一株四叶草，虽然不容易被人发现，但是依然在世界的某个角落里笃定信念，生生不息。

好学型

案　例

我的成绩一落千丈，我担心高考失利。我很害怕，我希望……

小思，女，18岁，高三学生。

上了高三之后，我开始变得很紧张。原来在高一、高二时成绩不如我的同学，慢慢地超过了我，我很焦虑。高考是"千军万马过独木桥"，如果现在学校都有很多同学的成绩超过我，那么放眼全国，成绩超过我的人就更多了。这个念头一直萦绕在我的脑海中，导致我白天不愿意和同学相处，晚上回到寝室也总是失眠。

刚开始有焦虑情绪的时候我感觉还挺好的。虽然我睡眠不好了，人际关系也不如以前了，但是我正好可以把更多的时间用在学习上。我开始更加努力地学习，把所有的精力都用在了学习上。可是我发现每天需要做的作业太多了，每当我做这一门科目作业的时候，心里总想着另一门科目的作业还没写，心静不下来，最终每门科目的作业完成质量都不高。后来，我开始在上课时心神不宁。老师讲课时我总是没办法集中注意力，漏掉了越来越多的知识点，导致我在一次大考中考了高中以来的最低分。

我崩溃了，从那个时候就开始了恶性循环。我白天和晚上都陷在自责、焦虑、无助、悲伤的情绪中。可能是因为我给自己的压力太大了，从那次大考之后，每次考试我都会出现很多状况。在考试的过程中，我的心脏跳得很快，我都能听见自己的心跳声。我还会很想上厕所，而且越是知道不能去就越想去。我拿笔的手不停发抖，字写得歪歪扭扭。后来的每次大考我的成绩都不太理想。我现在很害怕，害怕高考成绩也会很差。如果高考考不好，我的人生就完了。

刚开始小思的父母带她去医院检查了身体，但并没有检查出身体有什么问题。医生建议她的父母带她进行心理辅导。心理学中有一个名词叫作焦虑躯体化，指的是一部分人群的身体经诊断并不存在器质性疾病，但是身体又确实出现了症状。这是由于当事人长期处于紧张焦虑的情绪中，又没有及时疏导，长此以往，身体便会传递某种信号来提示当事人出现了心理健康方面的问题。这些信号可能是头疼、胃疼、背疼，也可能是手抖、恶心、拉肚子、喉咙干哑、脱发等。

在成年准备期的许多高中生都出现过焦虑躯体化的情况。他们处于学业十分紧张的环境中，内部压力和外部压力让他们压抑下来的许多负面情绪无处释放，又因为他们坚强又忍耐，所以将这些情绪全部掩盖了。但是，这些负面情绪的存在是一个客观事实，即便掩盖了还是会通过其他方式体现出来，例如以躯体化的方式呈现，就像案例中的小思一样，负面情绪积压得太多，便形成了焦虑躯体化的情况，最终导致她没有办法以平静的心态参加考试。

▼　情绪梳理

调动过往的积极资源能够有效地降低负面情绪。好学型的成年准备期的群体可以调动的积极资源是非常多的。如果说人生是一场积累精神财富的旅行，那么好学型的人积累的比其他人要多得多。

小思在后续的咨询中，我请她回忆原来在压力下出色完成学习任务的经历，用于强化她的力量感。小思告诉我，她在中考之前没有这么大的学习压力，每天感觉还挺轻松的。当时她完成每天的学习任务之后还有时间和同学去玩，而且在中考中取得了很好的成绩，考上了目前所在的重点高中。

人都存在不同的属性，有的人适合在高压下出色地完成任务，压力越大他们完成得越好；而有的人适合在宽松自由的环境下完成任务，越轻松的环境，越能开发出他们的潜能。

既然小思原来的积极资源将方向指向了轻松备考，那么我便建议小思将高考当成中考对待，将当时轻松的心境带入当下的高考备考中。即每当小思因为高考而感到紧张时，她可以问自己："如果是初中时的自己，我现在会怎么备考？我接下来会怎么做？"

每个人都有自己的积极资源可以利用，我们需要善于发现自身蕴含的宝藏。

▼ **心理调节锦囊**

1. 放弃比较。案例中，小思的负面情绪的触发源是原来成绩不如她的同学的成绩超过她了，这让她十分没有安全感。这种不安全感最初能让她更有动力去学习，可是长此以往反而让她产生了很大的心理负担，成了她前行的障碍。她需要刻意提醒自己放弃与他人做比较，才能踏踏实实地完成每天需要完成的学习任务，才能平和地参加每一场考试，才能迎来意想不到的收获。

2. 放弃绝对化信念。绝对化信念[①]是许多人产生心理疾病的原因之一。小思在向我倾诉的过程中，说过一句很重要的话："如果高考考不好，我的人生就完了。"这种绝对化信念是需要放弃的。如果小思不放弃这种不合理的信念，那么她会因为一次考试成绩不理想而崩溃。而且可以预见的是，如果她仍然不放弃这种绝对化且不合理的信念，她在高考中一定会失利。因为她没有办法从容地看待高考。高考固然重要，但是不至于"考不好人生就完了"。她过于绝对的信念，把她困在了负面情绪之中。

▼　正向心理暗示

结合本案例中的情况，心理暗示偏向于提升心理放松的能力。你可以尝试正向暗示自己，修改原有的神经语言程

---

① 又称非黑即白信念。即对事物或人的看法好则一切都好，没有任何瑕疵；不好则全部不好，没有任何闪光点。——编者注

序，建立有助于心理品质提升的神经语言程序。你可以将自己想象成一株在山谷中的四叶草，你在阳光和雨露中成长，感到自己放松而美好。有效的正向心理暗示是：我就像四叶草一样，随时可以让自己放松下来。

亲情命题

耗能型家庭

似乎每个人的原生家庭都并不完美，也包括我。回忆我的成年准备期，我往往会长叹一口气。我的爷爷在我父亲 10 岁的时候溺水而亡，所以我父亲从小就没有机会体验太多的快乐，被迫一夜之间就要老成起来。因为原生家庭对他造成的创伤，他对我们兄妹三人非常冷漠，忽视我们，对我们漠不关心。因为他对我们的每一份关心似乎都在讽刺命运对他的不公。他将自己封闭起来，永远锁在了他失去父亲的那一天。当然，他也不知道如何做一位丈夫，因为命运没有给他学习的机会，以至于我们兄妹三人从小都是在父母的争吵声中度过的。

虽然在做了心理咨询师之后，原生家庭的大部分问题已经不再困扰我，但是我心里明白，无论我将这些命题处理得多么好，它们依然是我人生的背景色，我依然渴望父爱。所以我结婚之后，当我感受到我的公公给了我父亲般的关怀，补偿了我心中的缺憾后，我便会觉得他是这个世界上最好的父亲。在这一点上，心理学已经无数次论证了：我们在原生家庭里面的某些匮乏会左右我们的情绪和情感，影响我们的行为和选择。

案 例　　　　　　　　　　　　　　　• • •

我想和爸妈谈我的感受，但是他们从来不给我说完的机会。我很难过，我希望……

小齐，男，大二学生。

小齐在向我咨询前的两个月，会在家里频繁洗手和洗澡，每天洗几十次手，每次洗很长时间。因为他担心自己成为网上说的清洁强迫症，所以想要通过心理疏导进行改变。

他告诉我，起因是他在大学交了一个女朋友，虽然后来分手了，但是听室友说他的前女友的私生活方面似乎不太健康。有一次他的室友陪家人去医院，还看到他的前女友从妇科诊室里走出来。

从那之后，小齐就开始害怕自己患上艾滋病，开始频繁去医院检查。虽然检查结果没有问题，但是并没有让他放心。他开始每天频繁洗手和洗澡，不敢和别人握手，如果手指被什么东西划破了，他几晚都会难以入眠。

面对存在疑似强迫症的群体，心理咨询师一般会先探究对方原生家庭的教养模式是否过于严苛，或者对方是否遇到了较大的突发创伤事件。随着咨询的推进，我得到的结论是小齐的情况属于前者。

因为普通人在面对同样的情况时不会有这么大的反应，而小齐甚至都没有去回忆他和前女友性活动的时间节点，也没有去了解前女友去医院的真实原因，就先入为主地把自己吓到了。可见他的思维方式和一般人不太一样。而人的思维方式是从小形成的，所以，探究他的原生家庭抚养模式就显得尤为重要。

细究之下，我了解到，在他的家庭里，他的父母都十分强势。他们希望小齐成为他们想要的样子，所以对小齐生活的方方面面都有很多严苛的要求和约束。

很多事情小齐都选择性地忘记了，但是他仍对一件事情印象非常深刻。他告诉我，这辈子他都不会忘记，在他中考完的那段时间里，他想要放松一下，于是开始打游戏，偶尔还会关上门看一会成人杂志。正值青春期的青少年对性好奇是十分正常的，加上他是在中考完才开始探索自己身体的，已经算是很有分寸的中学生了。

可他的父母不这么认为，当他父母偶然发现了他的秘密后，他的父亲将门锁拆了，勒令他以后不许关门。而母亲则直接将他的书撕烂了。那段时间，他的父母将近 2 个星期都没有和他说话。小齐不断地和父母道歉，想要表达自己的想法，比如"我马上要上高中了，我应该把心思放在学习上，不应该这么做"，但父母基本上不理他，或者对此嗤之以鼻，直接打断他的话："我们不想和低俗的流氓说话，脏。"他们看不见小齐受伤的心正渴望着父母的谅解。或许小齐的父母知道小齐想要的是什么，只不过不想给小齐想要的东西罢了。

小齐说，从那以后，他就有些疑似强迫症的征兆了。他不允许自己看女生的胸部，哪怕是不小心看到的也不行。如果走在路上他不小心看到了女生的胸部，他会立刻找一个没人的角落扇自己耳光，骂自己是流氓。

过了半年后，他的情况慢慢好些了。因为那段时间他的父母停止了对他的冷嘲热讽。但是到了大学，因为室友不经意的一句话，这个开关又打开了。他担心自己如果感染了艾滋病，父母一定会用最恶毒的话中伤自己。在高度的精神紧张下，他开始用清洁的方式排解焦虑，洗去心中的污垢。因为父母对中考后的事情的反应让他觉得自己是肮脏的。当然，如果当时父母换一种处理方式，情况就会完全不一样。

小齐的家庭属于典型的专断型家庭，这种家庭养育出的孩子十分容易患有焦虑症和强迫症。这一类父母希望子女绝对服从自己，按照自己的设想发展，对孩子的一言一行都加以监管。他们很少考虑孩子的感受，只要孩子偶有反抗，父母就会暴怒，甚至用残酷的方式去惩戒孩子。在这种氛围下长大的孩子到了成年期，自我调节能力会比较差。

那么，小齐会出现案例中的情况也不奇怪了。因为从小他的父母就密不透风地控制他，于是他内化了父母严苛的声音，不允许自己在某些事情上存在风险。他因为恐惧，所以焦虑。

在咨询中，我请小齐分化出一对理想的父母，让他回到当时的情境，想象中的理想型父母会用他满意的方式去处理当时的问题。

小齐听到我这么说之后，很不好意思地笑了笑。

他说："如果是我理想中的父母，当时推开门看见我在翻成人杂志探索身体。他们会很友善地帮我把门关上，然后在门外对我说'对不起，打扰了。下次我们会记得敲门'。"

他原本是笑着的，说着说着眼泪却开始簌簌地往下掉。在我看来，小齐的父母并非不爱他，也许他们只是希望为小齐安排一个灿烂的前程，但是他们用错了方式。

▼ 情绪梳理

情绪客观化：了解自己的家庭所属的类型，并向上追溯父母的原生家庭为他们带来了哪些负面影响和正面影响。当我们思考这些时，我们就能理解为什么自己的父母会用这样的方式来教育孩子。我们会发现，父母也在受他们原生家庭的影响。当我们能客观地看待发生在我们身上的事情时，就能从当下的负面情绪中抽离出来。

▼ **心理锦囊**

1. 看见自己的诉求：你希望你的父母如何对你？

2. 创伤修复：在一个安静舒适的环境，闭上眼睛，回到创伤点，在你的心中塑造理想父母的形象。你心中的这对父母理解你、包容你、接纳你。你作为观察者看看他们是如何处理当时的事情的。这种重塑有助于你改善原有的负面情绪，恢复平静。

3. 展望未来：如果你未来有孩子，你会如何去爱他们，避免犯父母曾经犯过的错呢？

4. 调整内在结构：提醒自己，虽然你没有那么好，但你也一定没有那么差。

5. 心理边界感建立：你不属于任何人，哪怕是你的父母。

▼ **正向的心理暗示**

结合本案例中的情况，心理暗示偏向于提升在创伤中成长的能力。你可以尝试正向暗示自己，修改原有的神经语言程序，建立有助于心理品质提升的神经语言程序。将自己看成一株四叶草，与身边的三叶草、四叶草生活在一起。你所在的山谷经常突然狂风暴雨，你误以为大自然不接受你的存在，但是你明白了大自然只是希望用最严厉的方式让你存活下来。所以，即便你不喜欢大自然的这种做法，但是你心中也明白，自己的确因此变得更加强大了。有效的正向心理暗示是：我所有的经历，无论是好的还是坏的，都只会使我更强大。

忽视型家庭

案 例 · · · ·

过去，我因为原生家庭的不幸而感到很难过，直到我想到了办法应对……

小涵，女，15 岁，初三学生。

前段时间，网上有一个视频震惊全国。我相信大多数人都看了这个视频。视频中的事情发生在某地的一个餐馆，几个女孩在吃夜宵，她们只是因为拒绝了一个无礼男性的酒后搭讪，就被那个男性还有与该男性同桌就餐的其他几名男性拳脚相向。几个女孩被殴打了很长时间，画面惨不忍睹。我当时看了这个视频后气得连饭都吃不下。

当时这件事让全国震惊，有的学校播放了这个视频来教育学生。学校的目的在于，让男孩懂得尊重女孩，让女孩懂得保护自己。小涵所在的中学也放了这个视频，另外还播放了警察将这群罪犯绳之以法的视频。老师放这两个视频的时候对同学们说："你们已经初三了，是15岁的男孩和女孩了。有些事情你们需要明白，看完之后说说你们的想法。"

班上的同学看完之后，有的同学对视频中的女孩表示同情；有的同学对视频中的男性表示愤怒；有的同学希望捐款去帮助这些女孩；有的男孩自我反省，说以后不能用暴力解决问题；有的女孩看见了感觉很害怕，说希望老师将视频快进到警察抓到这群坏人的部分；有的同学看到视频中警察抓住了罪犯便忍不住鼓掌……

老师问了一圈之后，问到了小涵。小涵开始不想说，但是在老师的追问之下，她说的话让整个班级鸦雀无声："她们是很惨，但是关我什么事。"

当时同学们都露出了诧异的表情。小涵为此感到很郁闷，所以找到了我。她说她不能理解他们的感受，她真的认为这不关自己的事。

我起初怀疑小涵有阿斯伯格综合征①。因为她的智商很高，在学校的学习能力很强，但是从小缺乏情感感受力，比

---

① 属于孤独症谱系障碍（ASD）或广泛性发育障碍（PDD），具有与孤独症同样的社会交往障碍，以及局限的兴趣和重复、刻板的活动方式。——编者注

较符合阿斯伯格综合征的特征。但是，经过一系列的心理测试，我排除了这种可能。所以，我开始探究她的家庭教养模式。

细究之下，我发现她的父母从不关心她的感受。无论她做什么父母都不感兴趣，反应也很冷淡，对她采取了十分疏离的态度。她需要买东西的时候，父母也会同意，但是一旦她需要陪伴的时候，父母便会以各种理由拒绝。所以，从小到大她都是在房间里自己和自己说话。慢慢地，她为了不受到伤害，也学会了不在乎父母的感受，不在乎身边人的感受，后来发展成对社会上的很多事情都漠不关心。其实，她是因为没有感受过被父母关心过的感觉，所以内心屏蔽了许多感受。

我将事情的原委分析给她听，不得不说，她是一个悟性很高的女孩。在与她探讨之后，她想到的应对办法是：利用假期做一些公益活动，尝试去关心一些社会中的人和事。

她让我印象最深刻的一句话是：虽然我淋过雨，但是我想试着给他人撑伞。

小涵的家庭属于典型的忽视型家庭。美国心理学家戴安娜·鲍姆林德（Diana Baumrind）从父母对孩子的情感态度和控制程度这两个维度进行划分，将教养模式划分成四类：权威型、专断型、放纵型和忽视型。

结合我多年心理辅导的临床经验，我在此基础上添加了民主型和混合型，进行了二次划分，将六种家庭教养模式归类为耗能型家庭和养分型家庭两种模式。

耗能型家庭包括：专断型、放纵型、忽视型和耗能混合型。

专断型家庭：父母对孩子高控制、低情感反应。他们不能接受孩子没有满足自己的期待。在这种模式中成长的孩子，可能给他人的感觉是很听话、很懂事的，但很少有独立意识，自我调节能力较差。他们常常会感觉不快乐，经常处于焦虑之中。具体表现可以参考上一节的案例。

放纵型家庭：父母对孩子低控制、高情感反应。他们会放任孩子做任何孩子自己想做的事情，很少对孩子提出要求。对于孩子做错的事情，他们很少帮助指正，也不会告诉孩子怎么做可以更好。在这种模式下长大的孩子往往心智晚熟，存在很强的攻击性。他们以自我为中心，不善于与外界合作。

忽视型家庭：父母对孩子低控制、低情感反应。他们很少和孩子进行亲子互动，对孩子缺乏最起码的关注。当孩子的事情需要父母花费时间和精力的事情，他们一般都会拒绝。给孩子的感觉是父母并不在乎自己的好与坏。在这种模式下，孩子具有较强的攻击性，很少能做到换位思考，对人缺乏基本的关心和热情。

耗能混合型家庭：这类家庭的父母是以上三种模式的两两结合。比如，父母一方很专断，另一方很放纵；一方很放纵，另一方很忽视；一方很专断，另一方很忽视。这种混合型家庭模式是比较常见的。孩子容易在混合型家庭中分化出不同的自我，他们可能认同父母其中一方的教养模式，而对另一方的教养方式产生敌对情绪；或者吸收了两种不同的模式，在成长的路上经常产生矛盾的心理，面对一个问题难以做决定。

养分型家庭包括：权威型、民主型和养分混合型。

权威型家庭：父母对孩子高控制、高情感反应。权威型父母对孩子赏罚分明，孩子做对了会积极肯定、热情回应；孩子做错了，会严肃指正、加以指导，并给出自己的观点。权威型父母对孩子的教育方式从孩子出生之后到成年准备期之前都非常具有科学性。因为在成年准备期之前，孩子的自我约束能力较差，需要父母权威的方式给孩子有力的指导。同时，孩子也需要父母给予高情感反应，让孩子能感受到被父母理解和尊重。在这种家庭模式下，孩子的心理发展很健康，孩子会有较强的自信心和自尊感，愿意亲近社会，向他人展示自己友好的一面。同时，他们善于自我控制并有信心能解决问题。

民主型家庭：父母和孩子平等相处，寻求互相理解。父母能有效帮助孩子做好进入成年期的准备。孩子在成年准备期之前适用于权威型的抚养模式，当孩子进入成年准备期之后，更适用民主型的教养模式。如果父母长期使用权威型的教养模式，孩子进入成年期之后会有一种无条件的服从感，对发展孩子的自由意志有一定的阻碍。所以，孩子进入成年准备期（15~20岁）之后，父母应该给予孩子更多的理解和尊重，允许孩子发表对事情的不同观点，并与之探讨。在这类教养模式下，孩子会形成独立、自主、有创造性的心理品质，而这些品质对于准备进入成年期的青少年来说是至关重要的。

养分混合型的家庭：是权威型和民主型的混合，适用于成年准备期。这种家庭模式下，父母对有关孩子成长方面的问题，如果事关原则问题，父母应该以权威型的教养模式进行解决。除此之外，父母皆使用民主型的教养模式进行处理。父母会倾听孩子的想法，鼓励孩子发表自己的观点。对孩子做得好的部分，父母会给予积极的肯定和反馈。这类教养模式下，孩子的心理品质很高，具有很强的心理弹性，能有分寸地处理各类问题，并能从问题中总结有效的经验。

▼ 情绪疏导

自我觉察：当发现自己和别人不一样的时候，先不急着批判自己，先看看自己身上到底发生了什么。自己所处的家庭是什么样的模式？设想一下，如果你以后有了孩子，你会使用什么样的教养模式?

▼　心理锦囊

1. 取其精华，去其糟粕。学习父母身上好的部分，舍弃父母身上不好的部分。如此一来，我们便可以做到有效地优化自己。

2. 自己有了家庭后，应使用健康的教养模式。在孩子小的时候使用权威型教养模式，在孩子进入成年准备期之后使用民主型教养模式。

▼　正向心理暗示

你可以尝试正向暗示自己，修改原有的神经语言程序，建立有助于心理品质提升的神经语言程序。将自己想象成一株四叶草，和周围的土壤紧密相连，互相滋养。有效的正向心理暗示是：我可以给自己的子孙后代带来养分和幸福。我相信如果未来我有孩子，我会是很好的家长。

爱情命题

青春期爱情发展四阶段

案　例

我喜欢了不应该喜欢的人。我很难过，我希望……

小逸，男，18 岁，高中毕业。

小逸："我今年 18 岁，高中刚毕业，也正好成年。我喜欢我高中的语文老师，最近我知道她离婚了，您说我可以追求她吗？"

我："嗯，你很喜欢你的高中语文老师，现在成年了你想要追求她。你能告诉我你为什么会喜欢你的语文老师吗？"

小逸："她很温柔，也很漂亮。高二的时候我的学习压力很大，她一直鼓励和肯定我，她在我最困难的时候一直对我很好。虽然学校里别的老师也很好，但是我对她的感觉就是不一样。"

我："嗯，你很明确自己对语文老师的喜欢。就像你说的，你现在已经成年了，也有了自己的判断。那么，推动你来心理咨询的主要原因是什么呢？"

小逸："我现在最烦恼的就是我认为父母知道之后一定会不同意，而且他们会去找老师的麻烦，这是我最担心的。我不希望我爱的人因为我经历不好的事情。"

随着咨询的推进，我了解到，小逸的语文老师大他 14 岁，这也是他担心的问题。他的父母并不反对他谈恋爱，但是和一个大他那么多而且还曾经是他的老师的女性谈恋爱，他很清楚他的父母是无法接受的。小逸曾经试探性地问过父母是怎么看待女朋友的年龄比男朋友年龄大很多这件事。父母告诉他，如果大 1~3 岁都能接受，但如果相差太大就不行。他一方面觉得自己成年了可以去追求自己喜欢的人；另一方面因为父母的反对，让他感到很难过。

我们从旁观者的角度来看，可能会有许多疑问。例如，小逸是否想清楚了？这位语文老师是否对小逸有除学生之外的情感？小逸在这个年龄段是否已经知道什么是真正的爱情？小逸对老师的爱是喜欢还是真的爱情？等等。

心理咨询师面对来访者是不做评判的，我需要做的是从客观的角度帮小逸分析，并请他自己做决定。我从侧面了解到，这位语文老师并没有向小逸表达过超过学生之外的情感，也并没有做出任何不妥的行为。我推测这是小逸单方面的感情。

小逸说："她很优秀，如果我不能很快去追求她，她一定会嫁给别人。这样我会遗憾终身。"

看得出小逸十分坚定。我和他商议先将父母的反对放在一边，然后为他明确了以下几个问题：

1. 假设小逸真的是出于爱。如果小逸追求他的语文老师后，他们两情相悦，这就意味着这位语文老师要等自己未来的丈夫上完 4 年大学，加上找工作自立自强的时间，这期间他们的感情是否能经得起考验呢？这对小逸所爱的人是否公平呢？要知道，在感情里面，公不公平是十分重要的。

2. 从心理学角度来看，小逸正处于青春期性意识发展的"牛犊恋"期，这个时期，青少年会关注年长异性的一举一动。许多人都经历过这个阶段，他们对异性的爱慕都是由对一个年长的异性过渡而来的。小逸心中感激语文老师对他的耐心付出，加上语文老师很漂亮，于是这位语文老师便成为小逸"牛犊恋"期的最佳载体。但是"牛犊恋"期的青少年一般都会默默喜欢，不会真正地追求。而小逸的情况可能是其他原因触发的。细究之下，我了解到，这个原因是他在网上不经意看到的新闻：法国总统马克龙娶了大自己24岁的高中老师。这条新闻大大鼓励了小逸。所以，他对老师的情感有很大一部分是由模仿产生的。他心中认为，优秀的男性会娶一位年长自己许多的女性，如果这个女性正好是一位老师，则更加接近他心中的设想。我为他做了相关的测试，经过分值对比，得出他因为模仿法国总统的比例占的分值最高，剩下的分值由爱慕和感激之情组成的结论。

最后，小逸告诉我，他是真的爱自己的语文老师，绝对不是模仿。他表示，自己会好好思考这个问题，因为他不希望自己爱的人等自己那么多年，为他付出太多。过了一段时间后，他给我留言说："或许真的有其他的原因干扰了我的感情，我不希望我的爱不纯粹。"

这意味着他会重新审视这一份关系。

▼ 情绪疏导

当在成年准备期喜欢上某个人，并为此产生困扰的时候，我们可以理性地思考这份关系是出于纯粹的喜欢，还是为了满足某种心理诉求。如果是纯粹的喜欢，两个人可以共同成长、互相鼓励、共同进步，一起为接下来的人生做规划，也是很有可能修成正果的。但是，从相关的研究数据来看，80%~90% 的成年准备期的恋爱都是无果的。这个阶段的恋爱更多的时候是为未来做准备，所以，大可不必过于沉浸在悲伤之中，反而可以用发展的眼光看待人生的这段经历，更好地学习爱与被爱，提升成年定向期的恋爱质量。

▼ 心理锦囊

美国心理学家赫洛克（Hurlock E.B.）提出，青春期也就是成年准备期的性意识发展经历了 4 个阶段。这 4 个阶段是多数成年准备期的爱情发展阶段，在性意识的推动下从青涩走向成熟。如果在这 4 个阶段的发展过程中遇到了阻碍，人们就会在接下来的成年定向期和探索期依然停滞发展，以幼稚的情感态度去处理两性关系，徒增了许多烦恼。了解成年准备期的 4 个恋爱发展阶段，可以减少这个时期面对恋爱的困惑。

1. 疏远异性的性厌恶期。性厌恶期是青春期性意识发展的第一个阶段。在青春期的成长过程中，当青少年发现自己的生理发生变化后，起初会感到不安。因为羞怯，他们会产生一定的防御机制。这个阶段的青少年通常会表现出对异性反感、回避且冷淡。

2. 向往年长者的"牛犊恋"期。"牛犊恋"期是青春期性意识发展的第二个阶段。我们会发现这个阶段的青少年会仰慕年长异性。但是"牛犊恋"期一般都会默默喜欢，不会爆发真正的追求。参考案例中的小逸的表现，是因为他在其他因素的触发下，暂时停在了这个阶段。我并不是说"牛犊恋"期一定不是真正的喜欢，但是从心理学的角度来看，这个阶段往往是一个过渡期，有助于青春期的群体觉醒情感，为下一个阶段做准备。

3. 接近异性的狂热期。狂热期是青春期性意识发展的第三个阶段。这个阶段的青少年会将吸引异性作为最大的驱动力。他们开始热衷于接近异性，设法引起异性的注意，创造机会接近异性。但是，这个阶段的青少年的感情十分不稳定，会经常变换爱慕的对象。如果这个阶段没有顺利发展并顺利过渡到下一个阶段，他们在成年期后可能会成为人们常说的"渣男"和"渣女"[1]。

---

[1] 网络用语，指对待异性的感情不认真、玩弄对方的感情。——编者注

4.浪漫的恋爱期。恋爱期是青春期性意识发展的第四个阶段。这是青春期性意识发展的最迷人的阶段。这个阶段的青少年的爱情会指向为一个异性，渴望和对方单独约会，花前月下。他们会经常想象两个人天长地久的场景，并规划两个人的未来。他们能在恋爱世界中得到极大的满足。

▼　正向心理暗示

你可以尝试正向暗示自己，修改原有的神经语言程序，建立有助于心理品质提升的神经语言程序。请你以第一人称开头，默读以下文字：我相信未来我会找到相爱的人，我们彼此能发现并欣赏对方的优点。如果暂时还没有遇到那个人也没关系，我可以把注意力放回到目前对我而言更重要的事情上。有效的正向心理暗示是：我会像四叶草一样，将自己的人生过得很美好。

友情命题

利益型和陪伴型

案　例

我太在乎他人的看法了，人际关系让我感到紧张，我希望……

小帆，女，19岁，大一学生。

如今，许多青少年的交友原则出现了变化。现在的两极分化是：一部分青少年认为交朋友需要寻找对方能给自己提供价值的、有助于自己各方面发展的同伴，比如家境优渥、学习成绩好的人会成为他们的首选对象，他们会将个人品质放在次要的位置。另一部分青少年认为交朋友需要寻找性格好、品质佳、幽默有趣、志同道合、相互关心的同伴，他们认为相处得舒服、愉快更重要，并将这个交友原则放在最主要的位置。

这两类交友原则会让青少年未来的人生发生不同的变化，我将其划分为利益型和陪伴型。案例中的小帆的交友原则便是利益型，接下来，我们一起来看看她的困扰是什么。

小帆在咨询过程中对我说："方老师，您知道现在大家所说的精致利己主义者吗？我就是。我从小就知道朋友之间都是利用关系，所以我交朋友一定要看他们能给我带来什么。如果他们没有利用价值，我觉得与他们交朋友纯属就是浪费时间。不过，我没想到这么做还是没有避免友情给我带来的伤害。我一直掩饰得很好，看起来对朋友也很关心，虽然我不是发自内心的，但是她们应该能感受到我这个人还是不错的。直到我家里发生变故，我的成绩变差了，于是这几个朋友便疏远我了。我们的小团队里的人原来每天都一起吃饭聊天，可是现在她们都不怎么和我说话了，甚至还会在别人面前说我的坏话。我很难受，虽然我也没有把她们当作真正的朋友，但是她们这么对我我还是很难过的。"

"精致利己主义者"的说法来自北京大学中文系钱理群教授的一段话："我们的一些大学，包括北京大学，正在培养一些'精致的利己主义者'，他们高智商、世俗、老道、善于表演、懂得配合，更善于利用体制达到自己的目的。这种人一旦掌握权力，比一般的贪官污吏危害更大。"我看到钱老说的这番话时，心中深表认同。

作为心理咨询师，我接触过许多来访者。许多人认为来做心理咨询的人一般都是社会上的弱者。其实并不是，其中有一部分人是被大多数人认为非常优秀的人，甚至许多身居高位的人也在做心理咨询。他们赚钱的本领很强，但是依然感到空虚。他们有许多不能对他人言说的秘密，会在心理咨询中尽情地表达。他们也渴望爱，但并不信任爱。他们没有安全感，将金钱当成唯一的救赎。他们不信任朋友，只会选择能给他们带来利益的朋友。可他们过得不快乐也不幸福。久而久之，这也成为他们心理出现异常状况的原因。

美国心理学会主席、"积极心理学之父"马丁·塞利格曼（Martin E. P. Seligman）提出，只有当人的终身追求立足在美好的品质之上时，才能收获幸福。他创立的正向心理学回答了人类最关心的问题：什么最能让我们感到快乐？研究结果让许多人都感到震惊：学历、青春与财富对快乐的帮助相当有限；婚姻的影响则好坏参半；而信仰、亲情和友情，才能让我们更快乐。

心理学教授爱德华·迪纳（Edward Diener）与塞利格曼共同研究发现，在大学生中，表示非常快乐的人约占 10%，他们的共同特征就是都有亲密的朋友和家人，并愿意花时间与朋友和家人相处。因此，迪纳总结道：想要追求快乐，就需要建立亲密的人际关系和良好的人际支持系统。

让小帆感到难过的是，她的朋友并没有因为她的不顺利来关心她，反而将她踢出了她们的小团体。其实，这是必然会发生的事情。因为这个小团体里本来就是由于某种利益捆绑才聚集在一起的。如果哪个成员不满足这个团体的利益需要，就会被无情地踢出这个团体。

最后小帆告诉我，有利则聚，无利则散，好像这样也没什么意思。因为她发现，仅仅出于利益性目的去交朋友，只会让自己更加受伤。因为那些朋友并不是真的在乎她，而她的内心是渴望被朋友真正关心和在乎的。虽然她还是认为交到真心的朋友没有那么容易，因为从小她的父母就是这样告诉她的。但是现在，她还是愿意去尝试改变交友方式。

我提醒小帆，或许她可以尝试改变以下交友观。她目前的交友观存在双重标准。友情是相互的，如果我们未曾付出却要求别人真诚，这样会渐渐失去朋友。每个人都渴望被真心对待。如果她希望未来的人生过得舒心快乐一些，就需要尝试用真心去交往真正的朋友。就像另外一部分青少年那样，去选择性格好、品质佳、相互关心的同伴作为朋友。因为这一类朋友之间才能形成互相支持的系统。但是，现在她需要做的是先完善自己。

▼ 心理锦囊

1. 理性看待他人的评价：成年准备期是所有阶段中最在乎他人看法和评价的阶段。他们会因为他人的一句赞美高兴很久，也会因为他人的一句批评难过很久。因为在这个阶段，他们都在向外寻找自己的价值，他们不太能确定自己是否优秀，所以需要不断通过外界的观点来证明自己的价值。这是人类成长路上的必经之路。随着我们的成长，我们需要从自己的内心找到肯定自己的证据，而非求助他人。只有顺利度过这个阶段，我们才能永远用平和稳定的心态去迎接成年期的考验。

2. 自我完善：往真、善、美的方向进行完善。如果有些部分我们真的做得不够好，那么就需要完善这些部分，不过我们需要从有助于自己心理健康发展的角度进行完善。如果我们没能往真、善、美的方向进行完善，我们可以将外界的声音作为自我完善的动力。如果我们已经明确自己正在往这些部分完善，那么便不需要因为外界的评价而感到困扰，因为外界并不了解真实的你是什么样的。

▼　正向心理暗示

你可以尝试正向暗示自己，修改原有的神经语言程序，建立有助于心理品质提升的神经语言程序。你可以将自己想象成一株四叶草，你的未来像四叶草一样充满希望和生机。你可以回顾过去并思考现在，收集证据证明自己是好的，这些证据可以是不起眼的也可以是重复的。有效的正向心理暗示是：从现在开始，我会每天花一些时间进行自我完善，我会发现自己一直在进步。

·四叶草期的心理品质提升训练·

在四叶草期的部分，你已经在不同的命题中做了正向的心理暗示，下面你需要再进行以下的放松训练和强化训练，帮助正向暗示持久产生作用，让这些正向的声音有效地泛化到你生命中的各个环节，从而达到稳定提升你心理品质的作用。虽然这个强化的方法很简单，只有两个步骤，却十分重要。

第一步：放松训练

在进行心理强化之前，我们需要做一些放松练习。放松疗法对于存在焦虑抑郁情绪的群体有着显著的疗效。同时，对于受到创伤的群体，可以通过放松的画面去替代创伤的画面，也有着不错的疗愈效果。从催眠治疗的角度来说，心理放松是心理疗愈以及心理成长最关键的前提因素。

放松训练的内容：

请你在舒服放松的环境下，轻轻地闭上眼睛，在脑海中勾勒出四叶草每一片叶子的纹理，并细细端详。请你想象你和四叶草已经融为了一体，正在大自然中欣赏雨后天空中美丽的云彩。你感到很安全、很放松，你感受着温暖阳光的轻抚，感受着大自然微风的舒爽。你轻轻地感受着，感到了前所未有的放松。如果你的思绪飘走了也没有关系，再轻轻地将自己的思绪拉回来就好。你只需慢慢地感受你在大自然中慢慢生长，充满希望和生机的样子。你感到此刻的你很美好，就好像四叶草一样。以后，每当你看到或者想到四叶草时，你都会感到安宁、放松且愉快。

第二步：强化训练

你可以将四叶草设置为手机屏保，或者将本书书签的四叶草图片裁剪下来随身携带。请你在四叶草的图片上写上有助于心理成长的关键词，每天早晚各用1~5分钟进行强化训练。坚持3个月之后，你会收获很稳定的自我信任感。内容可选择以下你需要调整的命题的建议暗示语。

以下是四叶草期常见的3个心理命题。

1. 心理弹性——允许变化、接受变化、拥抱变化。如果你经常因为一些变化而生气，对失控感到无助，常常觉得疲惫。那么说明你的心理弹性不够足，所以你越想去控制什么，反而越感到无力。心理弹性是一种十分宝贵的心理财富。关于心理弹性的提升，我的建议暗示语是：我允许变化、接受变化、拥抱变化，将变化当成一件平常而有趣的事情。一段时间之后，我感到变化使我的适应能力变得更加强大了。

2. 自信心——每天想想自己的5个优点。如果你经常将自己的不足与其他人的优势相比，就会感到自己不够好，会让自己陷入一种盲目自卑的境地，并为此感到悲伤，那么你需要重新建立自信心。你需要接受每个人都有优点和缺点这个客观存在的事实。如果你有一颗百折不挠的好胜心，那么你可以在接纳自己缺点的基础上去完善自己的不足。但是，最重要的是重复肯定自己值得肯定的部分。关于自信心的提升，我的建议暗示语是：我会每天想想自己的5个优点，并且充分地肯定它们。一段时间之后，我会感到自己生命力更加旺盛了。

3. 压力与动力——心怀希望，尽力而为。当下的处境使你感到很大的压力，对未来很悲观，有时候甚至产生放弃努力的想法，你要明白，这在四叶草期是正常的。因为现在15~20岁的年轻群体的压力比以前更大。因为现在的信息发达，人们看到的世界很广阔，你暂时找不到自己的位置很正常。但是，你要知道许多人也是这么想的。只要你愿意持续前行，你就可以超过许多放弃和打算放弃的人。关于如何降低压力、恢复动力，我的建议暗示语是：我会心怀希望，持续向着自己的目标前行，尽力而为，去看看自己到底还有多少潜能。一段时间之后，我会发现离自己的目标越来越近了。

上文列举了 3 个常见的四叶草期的命题，如果你存在其他的命题也可以使用以上的方法进行练习。你只需将希望出现在自己身上的心理品质与四叶草进行关联，然后频繁进行心理暗示，给大脑传递该信息，这样就能实现你想要的结果。当然，放松训练和正向暗示的频率是关键。你需要先做放松训练，建立起四叶草与自己的连接，再利用想象和文字及图像的视觉刺激进行正向心理暗示，持续练习，你会发现自己能够用勇气面对曾经经历的不愉快甚至感到痛苦的事件，并且能慢慢地从悲伤的情绪中走出来。不仅如此，你还会发现四叶草的精神与你紧密结合，相比没有做过此练习的人，你对生活会抱有更多的希望。面对以后人生出现的不可预见的悲伤情绪，你也会具有更强的自我疗愈的力量。

2

第二部分
蒲公英期

成年定向期（21~26岁）

21~26 岁的主要心理成长命题是：漂泊、上进与挑战。

21~26 岁的主要心理成长方向是：坦然与自由。

如果将 21~26 岁的人比喻成大自然的某种植物，我认为蒲公英最为恰当，所以我选择将蒲公英作为积极心理暗示的媒介。

蒲公英种子上的白色冠毛非常可爱，只需对着它轻吹一口气，它便会随风飘扬，开始一场自由的旅行。这就像成年定向期的群体，他们或早已进入社会在不同的城市寻找自己的机会，或刚大学毕业开始寻找属于自己的前程。虽然在这个过程中遇到了各种各样的事情，但是他们往往对家人报喜不报忧，努力维持自己的体面与尊严。

蒲公英的抗病虫能力很强，一般不需要进行病虫防治。但是蒲公英喜欢肥沃、湿润、疏松、有机质含量高的土壤。同时，它们本身也具有很高的药用价值，对于修复溃烂的伤口效果显著。

21~26 岁的人就像蒲公英，他们既坚韧不拔又能随遇而安，他们无论身处何处都能生存下来。只需给他们一个契机，他们便可以在角落里发光发亮。他们正直良善，能够照顾好自己，也愿意帮助弱者。他们唯一要做的是：在漂泊中不忘初心，完成属于自己的使命。

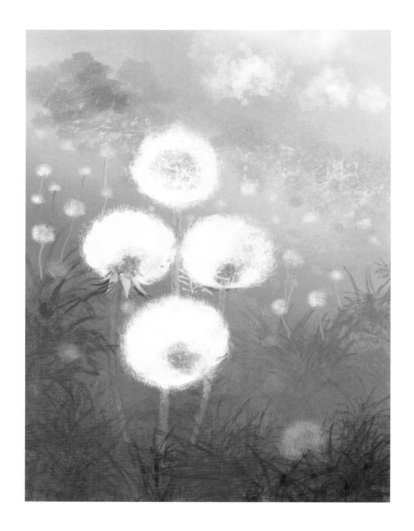

〈蒲公英〉

原本象征：坚韧不拔与随遇而安。

心理象征：坦然与自由。

这个年龄阶段的状态：漂泊、上进与挑战。

自我否定型和自我肯定型

案 例 ● ● ●

　　我有时候觉得社会很美好，有时候又觉得这个社会很讨厌。我很矛盾，我希望……

　　小妮，女，25 岁，社会工作者。

　　中专没读完，小妮就辍学在外打工了，她的妈妈是一位听障人士①。

　　她回忆了她过往的 25 年：在小学的时候，许多孩子都在无忧无虑地玩乐，我就知道自己和别的孩子不一样，我的人生不可能像他们一样自由自在。

　　在我上小学的时候，一般都是姥姥来接我。我记得很清楚，在小学 4 年级的时候，姥姥生病住院了。有一天下了很大的雨，妈妈站在雨中等我。那天我从学校出来，看见许多家长都还没走，在一旁议论着我的妈妈。他们当然能看出妈

---

① 许多人以为聋哑人不会说话是因为本身就不会说话，其实并不然。很大一部分的聋哑人不会说话是因为听不见，没有正确的语音、语调进行模仿学习，缺乏锻炼，所以才会用"咿咿呀呀"来替代。因此，对于聋哑人比较尊重的称谓是"听障人士"。

妈的不一样，因为妈妈在不停地对我打着手语。她想向我传达的意思是让我快点回家，她需要我回去帮她回一个电话。我身边的一个同学看到后推了我一下，在我耳边嘀咕了一句："原来你妈妈是哑巴呀。"

听到这句话之后，我愣了很久，就像被人点了穴位一样定住了。我站在雨里大哭了起来，脸上都是水，已经分不清是雨水还是泪水了。我走向了妈妈，打掉了她撑在我头顶上的雨伞。我用手重重地比画，质问她："你为什么要生我？我不想一辈子这么丢脸。"

我现在都还记得当时妈妈脸上的表情。那是伤心、委屈、内疚，或许还有对我的失望吧。不过她很快便把雨伞捡了起来，在一旁抖落雨伞上的雨水，再次帮我撑了起来。看到她这么做，我哭得更大声了。当时我很愤怒，再次推开了她，跑回了家。过马路的时候，我甚至希望我可以被车撞死，死在她的面前。

现在想想，我当时之所以那么愤怒，或许是我心中充满了委屈却没有人可以责怪。妈妈对我那么好，我甚至没有理由恨她。后来慢慢长大，我也经常在想，如果可以回到过去的某个时间节点，我会选择不出生。

因为这些悲观至极的念头，上了初中以后我便没有心思学习了，中考只考上了中专。再后来我在中专学校读了两年就辍学出来打工了。我做过电话销售、化妆品导购、房产中介，还有很多其他工作，我已经记不清了。

但去年妈妈的去世，让一切都变了。

在她去世前生病的那些日子，我回家陪在她的身边。我们住的是老式居民楼，没有电梯。那时，她病得已经没有办法爬楼梯了，我每天都会背着她上下楼。每当这个时候，她总是贴着我的背，像一只温顺的小羊。每次我背着她上下楼的时候，都能感觉到她在我的背后默默地流泪。

那些日子，她经常用手语对我说："对不起，妮妮，是我拖累了你。是我不好，像我这样的人不该要孩子。"

直到妈妈下葬后，姥姥才告诉了我真相："妮妮，你这么多年都误会你妈妈了。关于你爸爸，不是我和你妈妈说的那样。你爸妈并不是因为感情不和才分开的。他们再怎么不和，一个做爸爸的也不可能这么多年从不来看自己的闺女呀。你妈妈怕伤害你，一直不让我告诉你。现在她人都走了，你也应该知道真相了。当年，你妈妈是被那个男人欺负了才生下的你。虽然当时我们报了警，但至今仍没有找到他。你妈妈并不是因为她是聋哑人，想要生个孩子帮助她，才生下你的。她是因为你是一个生命，是她的孩子，才含辛茹苦地把你养大了。她把责任都往自己的身上揽，怕你知道了这些难过。她曾经跟我说，她从来没有后悔生下了你。"

那些日子，我每天都感到眩晕，吃不下饭，睡不着觉，走路也走不稳。那几天我就抱着妈妈的骨灰盒躺在床上，整宿整宿地瞪着天花板，我不停地想着怎么报复那个男人。可是，这就像大海捞针，我能上哪去找他呢？我真的很想去下面找妈妈，跟她说对不起，说多少遍都不能表达我对妈妈的歉意。

我恨这个社会，因为那个混蛋，还有社会上那些对残障人士抱有恶意的人；我爱这个社会，因为我的妈妈和姥姥，还有那些善待我的人。

小妮的人生就像一部电影。许多人都说电影源自生活，在经手小妮的案例之后，我深表认同。作为心理咨询师，我见过太多的愤怒、悲伤与遗憾。但是，如果你希望换一种活法，永远都不晚。

经过一段时间的心理辅导，小妮可以客观地看待自己内心的情感了。她曾在咨询中对我说："妈妈包容了我那么多，给了我那么多的爱，是希望我可以活得比她更幸福，替她去看不一样的世界。"

我给了小妮一些建议："你不用去回避这些感受的存在。有这份难过，是因为你与你妈妈的感情是美好的。不过眼前，你需要暂时收起悲伤。你可以先去找一份工作转移注意力①，

---

① 小妮刚开始来咨询的时候没有工作，咨询过程中去做了志愿者。

然后在精力允许的情况下，尝试去做听障人士的志愿者，因为你比大多数人都了解怎么才能帮到他们。这么做有助于你减轻心中对妈妈的内疚感，也有助于提升你的价值感。"

又过了很久，小妮又来咨询了。她对我说，她去做了帮助听障人士的志愿者。她感到自己每帮助一个听障人士，心中就宽慰了一分。她感觉妈妈没有白养育她，她对这个社会是有价值的。虽然直到现在，她想到妈妈还是会泪流满面。她告诉我，或许这就是她需要的。她需要思念这个世界上最爱她的人，这样她才会对这个世界多一份爱。

几年后，小妮找到我，告诉我她通过自考提升了学历，考取了社工资格证。她现在是一名社会工作者，感觉现在的生活充满意义。

▼ 情绪疏导

面对人生中让我们难过的事情，我们不必让自己看起来没有受到影响；面对那些我们痛恨的人，我们也不必让自己假装原谅；面对那些我们需要弥补的事情，我们更不必让自己假装不在乎；面对那些我们需要证明的价值，我们直接去证明就好。

▼ 心理锦囊

1. 自我否定型：这一类人的最大特点是拥有"不配得

感^①"。案例中的小妮因为受到了原生家庭的伤害，否定了自己的全部价值。她在很长的一段时间里自暴自弃，是因为她觉得自己不配。这种"不配得感"会让我们错过许多机会去爱我们需要爱的人，做自己原本可以去做的事情。不过，人生有时候就是要经历自我否定，才能衍生出更深刻的自我肯定。许多在成年定向期的人都经历过此阶段。只要多做心理提升训练，了解自己内心的渴望和诉求，你就能寻找到属于自己的肯定自我价值的方法和途径。

2. 自我肯定型：这一类人的最大特点是充分认可自己存在的价值。他们相信自己是有能力的，相信自己可以将擅长的或想做的事情完成得很好，并愿意为此付诸行动。案例中的小妮后来去做了听障人士的志愿者，她在做志愿者的过程中弥补了自己过去二十几年对母亲的内疚，也慢慢原谅了自己。在助人的过程中，她传达的善意使她感到实现了自己的人生价值，从而肯定了她存在的意义。看到这里，我相信读者们都会为小妮的人生感到些许宽慰。有时候人在肯定自我价值之前，或许会经历一段至暗时光。当然，如果能很顺利地实现自我价值的人自然是幸福的。

---

① 潜意识里认为自己不配得到一切美好的事物。——编者注

▼　正向自我暗示

如果你存在以上案例中类似的情况，你可以尝试正向暗示自己，修改原有的神经语言程序，建立有助于心理品质提升的神经语言程序。你可以将自己想象成一株蒲公英，自由地在世界的不同角落里发挥着自己的价值。有效的正向心理暗示是：我相信我存在的价值、我有创造自我价值的能力。

·事业命题·

居安思危型和知足常乐型

案例　• • •

我的人生发展没有达到我的期待。我很难过，我希望……

小轩，男，25岁，公司技术人员。

小轩在咨询过程中对我说：我在现在的公司工作三年了，我一直以为领导很欣赏我。领导总对我说，只要我努力工作，我在这家公司的前途就不可估量。但是现在我开始怀疑领导的话了。因为我所在的公司这几年发展得还不错，所以老板感觉公司越来越厉害，开始聘请高学历的员工。有一段时间我还是很高兴的，那些新同事虽然是研究生毕业，却和我做同样的工作，这说明我没有继续读研究生是对的。我想我真是厉害，不仅帮家里省了钱，还挣钱积攒了经验。

直到一个月前，我原来的主管调到外地的分公司了。主管的职位空缺，这意味着我有晋升为技术主管的机会。但是，才进入公司半年的同事小刘的学历比我高，成了我升职路上的最大对手。后来我听其他同事说，当时公司招小刘进来就是主管的候选人。领导让小刘先从技术人员做起只是让他先熟悉工作内容而已。

我现在很后悔当初没有继续读研究生。如果我现在有硕士学历作为背书，心里就不会这么不安。我不知道领导最终会怎么选择，他到底是看重实践经验还是看重学历。我很害怕小刘超过我，这证明了我当初没有读研究生是错误的。这两个月我每天都很抗拒上班，感觉自己上班就跟上坟一样，心情很沉重。如果上班时能按部就班地工作我还不那么难受，就怕领导哪天说我某件事没有干好，我就会很崩溃。这意味着领导不会选择我升职为技术主管。我现在心里很难受，却不知道应该怎么办。

从小轩的表述的内容来看，他现在充满危机感，这是引发他负面情绪的主要原因。他后悔当初的决定，后悔没有继续读研究生。他不知道的是，即使是读了研究生的人也有危机感。这一点我们将在下一个案例中具体分析。我们不妨换个角度来看，忧患意识是有价值的，它能推动我们想办法去应对眼前的危机，也能让我们知晓自身的渴望。这份渴望有助于我们看清自己的目标，完善自身。

随着咨询工作的推进，我了解到，小轩是一个居安思危型的人。在我帮他处理完负面情绪之后，他告诉我他做了以下决定："我打算读在职研究生，这不影响我继续工作。同时，在我了解到公司的领导并不打算提拔我后，我就已经着手跳槽了，目前在准备面试。我想去的公司比较重视实践经验，因此以我的资历可以应聘这家公司的主管职位。"

又过了一段时间，小轩告诉我他已经在读在职研究生了，也成功进入新公司做了主管。看到他得偿所愿，我发自内心为他感到高兴。这意味着小轩适应了游戏规则，也运用了三年的实践成果。

就我个人而言，我并不觉得学历能证明什么。只不过目前社会的游戏规则就是如此，当他人不了解你时，学历就可能成为一个可量化的标准。但高学历也不能绝对代表一个人的能力。小轩之所以能顺利跳槽，是因为他本身就很努力，在工作的三年里，他也取得了很棒的成就。

这样看来，他似乎完全不用为他当初的决定后悔。

在不触犯法律和不违反道德的前提下，人生的每一个决定都是好的，结果好坏取决于你在过程中如何运用它。

▼ 情绪疏导

我们需要知道，世界上没有一份工作是绝对稳定的。我们要做不是追求安全，而是要学会与不安的状态相处。"不安即安处"，这是我最喜欢的一句话。一个人如果能做到在不安中怡然自得，那么还有什么困难可以难倒他呢？

▼ **心理锦囊**

1. 把握契机。在人的一生中，人的心态会随着年龄的增长和境遇的转变而发生变化。有时候改变需要的仅仅是一个合适的契机而已。这个契机或许不是大多数人认为的好的时间节点，也可能正好相反。人生不可能一帆风顺，风浪有时候才是真正让自己成长的契机。比如，疫情的出现让我们失去了很多，但是我们因此深刻地意识到需要珍惜当下的每一天。所以，面对有助于我们心理成长的契机时，虽然它有时候并不让人喜欢，甚至让人感觉很不舒服，但是我们不仅不要回避，反而可以看看里面是否有对我们这个阶段有帮助的资源。

案例中的小轩的契机是，新来的同事给他带来了很大的危机感，这个危机就是他发生转变的契机。于是，他主动出击，寻求改变，让自己转危为安。就像蒲公英一样，一阵大风虽然会摧毁大自然中的许多植物，但是对于蒲公英来说却是难得的契机。这个契机能让蒲公英的种子在各处生根发芽，迎来新生。

2. 将居安思危与知足常乐放在适合自己的年龄阶段。人生是动态的，一个人如果善于用发展的眼光看待自己，就能帮助自己不断前行，在人生的某一个阶段安然自得地享受在年轻时为自己积累的成果。许多人之所以会出现中年危机，是因为年轻的时候没有为自己打下基础。随着年龄的增长，他们慢慢感到力不从心，于是惶惶不可终日。如果自己没有慢慢成长，感到中年危机是必然的事情。可是，我们的中年明明是可以进入知足常乐期的。

因此，在 21~26 岁的蒲公英期，我不建议正处于这个年龄段的人过于知足。因为这个阶段是成年定向期，他们要有居安思危的意识，这样有助于夯实更多的精神和物质基础。在把自己可以做到的事情都逐一做到之后，再进入知足常乐的阶段，心理素质会更高。试想一下，如果在年纪轻轻的时候就让自己躺平，这种暂时的舒适并不会持续太久。多年之后，面对原本自己可以实现的事情却被身边的人一一实现的情况，我们心中更多的是遗憾与不甘。当事人的自我认同感会因此出现危机。我的建议是，在居安思危的年纪去居安思危，努力前行；在需要知足常乐的年纪（比如中年期）知足常乐，享受自己已经实现的部分。如此一来，在不同的时期，我们都可以让自己生活得满意和幸福。

▼　正向心理暗示

如果你存在以上案例中类似的情况，你可以尝试正向暗示自己，修改原有的神经语言程序，建立有助于心理品质提升的神经语言程序。你可以将自己想象成一株蒲公英，遇到合适的环境时先让自己扎根下来。有效的正向心理暗示是：我就像蒲公英一样，善于把握契机。通过努力，我可以实现人生目标。

学业辅助事业型

案 例 • • •

我以前的同学已经在工作挣钱了，而我还在读书。我很焦虑，我希望……

小雨，女，26岁，博士在读。

小雨的案例正好和上一个案例中的小轩相反，小轩后悔没有继续读研究生，而小雨则是后悔读了研究生。

小雨在咨询中对我说："我的爸妈为了把我送去国外上学，卖了家里的房子，我很内疚。我的本科同学已经工作许多年了，他们有了不错的收入，有的已经在单位当了领导，积攒了财富和经验。而我还在上学。虽然博士也有些收入，但是我还是觉得很对不起父母。我毕业之后前几年的工资也不会太高，现在博士很多，竞争也比较激烈。相比父母为我付出的那些，我不知道还要过多少年才能真正回报他们。

"父母现在也老了，时不时还得去医院看病，我也无法经常陪伴父母。我很担心'子欲孝而亲不在'。每每想到这些，我就会辗转反侧、彻夜难眠。我有些后悔，当初是不是应该选择早点去工作，这样就不会像现在这么难过了。"

每一个选择都是不完美的，但都是具有价值的。我们做出了选择后，需要多看看这个选择中好的部分，才能最大限度地发挥这个选择的最大效用。

小轩和小雨都只看见了自己选择中的那部分不完美。当初我真的很想将这两个人的咨询放在一起，让他们彼此羡慕，彼此肯定对方的选择，进而达到双方疗愈的效果。小轩会羡慕小雨将自己的学历夯实得很高，有一个稳定的职场竞争优势；小雨会羡慕小轩拥有丰富的职场经验，并且早早就开始回报父母的养育之恩。这个现象很有意思，许多人此刻拥有的已经是另一个人想要的全部了，他们往往忽视自己的优势，过于沉浸在不完美的部分。

小雨需要做的是把目光放得长远一些，她可以在工作几年之后再回报父母。据我了解，小雨的家族基因都十分长寿，小雨其实还有大把的时间去尽孝心。况且，或许在她的父母看来，她能好好学习，在学业上有很高的成就，对父母而言就是最大的回报。

后来，小雨告诉我，在我的建议下，她和父母聊了聊自己的想法。父母是这么对她说的："闺女，爸妈从来没有后悔过支持你的学业。你从小到大一直很努力，爸妈觉得一切的付出都是值得的。你也别太担心我们的身体，人老了谁没有小病小痛，这是正常的。我们能照顾好自己，你安心完成自己的学业就好。你不用总想着要回报我们，只要你健健康康、快快乐乐的，对我们而言就是最好的回报。"

有时候子女对父母传递的最大的爱意与孝心，是去表达自己的歉意，是主动去关心他们。听了小雨向我转述的这番话，我知道小雨内心一定非常感动。她拥有一个和谐的家庭，有互相体谅、互相关怀的家庭氛围，她是幸福的。

后来，她和我聊了聊关于恋爱的问题。她对于社会上有些群体对女博士的恶意感到很生气。我问她在恋爱方面的计划，她告诉我："恋爱对于现在的我来说并不重要。爱情本来就只是生活中的一部分，如果我以后要找对象，一定会选择欣赏我的人，我没必要和对女博士有偏见的人相处。"

我很认同小雨的观点。我又问了问她接下来对于学业和事业的想法，她告诉我："虽然我现在对父母没有那么多的愧疚了，但是我的父母越好，我越希望能为他们多做些什么，所以我仍会默默努力，早一点去尽孝。虽然我还是会过得和之前计划的一样，但是心态却发生了很大的改变。现在的我会安心地完成之前的计划，一步步地将自己的学业和事业经营好。我会先完成好学业，以辅助我未来的事业有更好的发展。我不会像以前一样焦虑了。或许我没有别人有的优势，但是我有的优势也不是每个人都有的。"

▼ 情绪梳理

将自己忧虑的事情向合适的人倾诉出来，能有效地降低甚至消退心中的负面情绪。案例中的小雨将自己担心的事情积压在心中，久而久之，一个小问题也会成为大麻烦。为什么说需要向合适的人倾诉呢？因为如果倾诉对象没有耐心，也不能理解自己，只会让自己陷入更深的负面情绪。案例中的小雨之前也对身边的某些朋友说过自己的烦恼，但是身边的朋友并不理解她，导致她更加焦虑不安。直到她对心理咨询师倾诉，然后与她的父母长谈，得到了父母的理解和支持，才真正平复了心中的伤感，让自己回归平静。

▼ 心理锦囊

1. 看见自己的优势：就案例中的小雨而言，她的优势很明显。但是她将所有的注意力都放在了自己认为还不够的地方，久而久之，她感到越来越焦虑。她需要反其道而行之，多看见自己的优势，进行自我肯定。

2. 放弃追求完美：追求完美是现代人普遍的心理状态，他们强迫自己在各方面都安排得万无一失，好像只有完美才能让他们感到安全。从心理学的角度来看，完美的人和事是不存在的。越是追求完美，越是容易出现心理问题。放弃追求完美，转而去完善自己还不够的部分，心理品质和生活质量才能越来越高。

如果你存在以上案例中类似的情况，你可以尝试正向暗示自己，修改原有的神经语言程序，建立有助于心理品质提升的神经语言程序。你可以将自己想象成一株蒲公英，笃定自己所做选择背后的信念。有效的正向心理暗示是：我就像蒲公英一样，善于发现并看见自己的优势。

· 爱情命题 ·

定向期的四种爱情类型

定向期的爱情有四种模式，即讨好型、指责型、忽视型、平等型。当然，在其他的人生阶段，这四种爱情模式也存在。不过在定向期，前三种类型格外明显。这段时期的人，讨好型、指责型和忽视型的交往方式会被放大许多倍，所体现的程度比任何一个阶段都要重一些。只要我们细心观察，就会发现这个年龄阶段的平等型恋爱模式少之又少，而定向期的爱情模式的最终成长归属是平等型。只有这样，定向期的群体才能在成年关键期（33~38 岁）收获令自己满意的两性亲密关系。我们的人生就像一棵树，如果没有在早期为它灌溉，给它养分，我们的生命树就很难在后期发展得很好。

为什么我对女朋友那么好，她始终不领情？我很难过，我希望……

小杰，男，22岁，公司实习生。

小杰很爱他的女友。他和女友在大学里交往了一年半，这期间，他对女友有求必应，哪怕是一些看起来无理的要求他也会尽力满足。比如，冬天很冷的时候，女友要求小杰穿夏天的衣服与她约会，以此来证明小杰是爱她的。哪怕后来小杰因此冻病了，女友也只是淡淡地问了一下情况。

小杰告诉我，类似的事情还有很多，但是他觉得自己很爱女友，满足女友的无理要求也是正常的。后来，小杰在大学毕业之后很快便找到了实习工作，工资虽然不多，但是小杰会用大部分的工资给女友买礼物，然后将剩下的一些钱用于吃饭和交通出行。

小杰说："为她做这些事都没问题，但是我发现她对我还是很不满意，我觉得自己怎么都做不好。买的礼物她不满意就会送给别人，或者扔进垃圾桶。她经常对我说，我能当她的男友是我八辈子修来的福分，除了她没有人能看上我。她说我的工资很低，她根本看不上。起初，她越这么说，我越想在她面前证明自己。但是现在我有点累了，我不知道这段关系要不要继续。"

可能许多读者看到这，都会觉得这个女朋友在 PUA^① 小杰，为小杰感到不值。但是我们继续看看小杰怎么说。

"我也怀疑过女友在 PUA 我，但是她也有做得好的地方。比如，我在实习的这段时间，她会做饭，并给我送到公司。每次她送来的饭菜都很有营养，看着也很有食欲，别人看了就知道她是花了心思的。我爸妈的生日有时候连我自己都忘了，但是她会记得。"小杰说着叹了一口气。

我请小杰填了表 2-1 的亲密关系心意表，这有助于我了解小杰内心的真实想法。

表 2-1　亲密关系心意表

想法	理由	打算	变量	情绪	行动	结果	对于该结果的满意度评分（0—10分，10分为最高分）
在一起	很爱对方	沟通	对方不改变	失望	放弃	分手	3
分手	不被肯定	沟通	对方发生改变	欣喜	珍惜	继续交往	10

———————

① 网络用语，指在亲密关系中其中一方精神打压、控制另一方。——编者注

这个表格的前半部分内容不重要，重要的是最后的结果满意度。结果满意度指的是对心意表中"结果"栏的评价。从表2-1中不难看出，小杰对分手的结果是不满意的，他更希望与女友继续交往下去。他考虑分手是因为不认为自己有能力可以改变眼前的恋爱模式。作为心理咨询师，我需要尊重当事人内心的真实想法。既然小杰的内心希望和女友继续交往下去，那么我就需要以此为基础，帮助他改善眼前的恋爱模式。

从小杰的描述来看，他和女友的模式属于讨好型和指责型。小杰在关系中是讨好的角色，而女友在关系中则是指责的角色。许多在定向期的恋爱模式都是讨好型和指责型的组合。一方拼命讨好，另一方不停指责。这种关系虽然痛苦，但好像谁也离不开谁，仿佛一方的存在成就了另一方的价值。讨好型的恋人在关系中不断地去寻求对方的认同，即便对方很少肯定自己，但只要对方肯定了自己几次，对自己来说就是莫大的鼓舞，仿佛那一刻是自己人生最辉煌的时刻。因为体会过被指责型恋人肯定的快乐，所以在之后的关系中，讨好型恋人会不断努力，直到自己精疲力竭。

反之，指责型恋人在关系中看起来是收益最大的一方，其实也不尽然。指责型恋人当然很享受讨好型恋人对自己的付出，无论是精神上还是物质上的。但是，一旦讨好型恋人下定决心在亲密关系中抽离，指责型恋人便会吃不消。而讨好型恋人是很难再回头挽回原来的关系的。指责型恋人之所以在行为举止上总是表现出对他人不满意，恰巧是因为内心对自己有极大的不满，而攻击自己会让自己很难受，所以才会攻击身边的人。试想一下，好不容易找到了一个可以无条件包容并接纳自己的讨好型恋人，如果恋人因为对自己失望而结束这段关系，指责型恋人会陷入深深的自我怀疑。这也是为什么指责型恋人分手后会马不停蹄地寻找下一个伴侣，他们不能承受"自己是不好的"感受，而新的恋人出现往往能掩盖之前的挫败感。但是，从一生的长河来看，指责型恋人是最容易被伴侣放弃的。要知道，新的恋人也吃不消整天被指责呀！

因为小杰对于女友的爱，以及他有要继续与女友交往的决心，所以我请他邀请女友一起来做共同的情感咨询，帮助他们调整相处模式。但是在共同咨询之前，我需要和小杰的女友进行单独咨询，这样有助于我了解她形成指责型模式的原因，以及在遇见小杰之前的情感模式是什么样的。

以下的案例是以小杰的女友作为主人公来解析的。

案例二 ● ● ●

男朋友动不动就消失，我给他打了几十个电话他也不接。我很难过，我希望……

小晨，女，22岁，公司实习生，小杰的女朋友。

在许多指责型恋人的原生家庭中必然有一对指责型的父母，但小晨是例外。她的父母感情很好，彼此也很在乎对方的感受。小晨从小耳濡目染，发誓长大之后恋爱了也一定要像父母那样，和男友相亲相爱。本来这是一个很好的期许，但是小晨却把它当成了执念，她认为自己不说对方也应该知道该怎么做。要知道，她的父母现在感情好也必然是经历了磨合期，才慢慢地找到了一套适合他们的相处方式。如果我们与对象交往时，在最初就拿父母的标准来要求自己和对方，必然会陷入很深的失望，因为亲密关系是需要经营的。

小晨在与小杰交往之前交过一个男朋友，我们就叫他小A吧。小晨在和小A的相处过程中，只要小A不能做到像爸爸关心妈妈那样关心自己，她就会觉得很有挫败感。她会觉得自己找的男朋友很差劲，自己也很差劲。为了避免再有这种不舒服的感觉，小晨开始控制小A，指责小A对自己不关心、不在乎。她开始要求小A随时向自己汇报动向，以此证明他是爱自己的。但是小晨发现，从那以后就很难联系上小A了，好像自己根本不是他的女朋友似的。很多时候小晨给小A打了几十个电话才能接通一个，电话那头的他要么在打游戏，要么和室友一起在校外玩。

小晨感觉自己备受忽视，后来恋爱关系也就慢慢结束了。因为小晨发现自己不管如何努力，小 A 对自己总是漠不关心。

小晨和小 A 的恋爱模式是指责型和忽视型的组合。忽视型的恋人会感觉自己一拳打在了棉花上，愤怒又无助。而指责型和忽视型的组合，向我们呈现了一种一个不停追，另一个不停逃；一个气愤伤心，另一个疲惫厌烦的模式。忽视型恋人更适合寻找忽视型的伴侣，两个人在做自己的事情时互不打扰，需要的时候在一起相互取暖。

小晨之前的情感经历影响了与小杰的恋爱模式。小晨原本也是一个期待甜蜜爱情的女孩，因为与小 A 的恋爱经历，小晨和小杰相处的时候特别害怕自己被忽视，害怕小杰也会像前男友那样不在乎自己，所以小晨变得苛刻和难以琢磨。她不想失去小杰，于是不停地试探小杰可以接受自己到哪种程度。只不过，她的方向错了。只要延续这个模式，她就会将真正爱她的人推得越来越远。

当然，一段关系出现了问题，双方都有一定的责任。小杰是讨好型恋人，他的责任在于没有拒绝小晨的不合理要求，也没有告诉小晨自己因为她的某些行为受伤了。小晨的责任在于将上一段恋情的创伤带到了与小杰的新恋情中，这对小杰是不公平的。

我问小晨对小杰的看法，小晨是这么说的："我知道小杰很爱我，我的内心一直很感激他对我的包容。起初我对他请我来做情感咨询感到很吃惊，原来他对我不满，却从来没有告诉我。他甚至动了分手的念头，这让我一下子没有反应过来，我以为他会陪我一辈子。您看我现在来咨询，就已经说明了我不想失去他。"

最后，小晨和小杰的感情危机顺利度过了。他们彼此在乎对方，只不过因为年龄小不懂得如何将感情经营得更美好。后来他们愿意用平等型的相处方式去经营感情了。

▼ 情绪疏导

我们需要了解自己在恋爱关系中的属性，并着手制订计划完善自己，可以有效地消除负面情绪。负面情绪一般源于我们在迷雾中却不知道如何走出去。只要知道了前行的方向，负面情绪就会烟消云散。想要完善自己的就努力成为平等型恋人；想要完善关系的就努力经营平等型恋爱关系。

▼ 心理锦囊

1.厘清自己的心意。可以尝试用表2-1的亲密关系心意表，来看看对眼前的恋爱关系自己期待何种结果，并根据结果来采取相应的措施。

2.提升爱与被爱的能力。爱与被爱是一种能力。很多人善于爱人，比如讨好型恋人，他们认为取悦他人是自己最大的价值。还有人善于被爱，比如指责型和忽视型恋人，他们将被爱当成一件理所当然的事。唯有热爱平等的人才能同时具有爱与被爱的能力。平等型恋人的心中有着明确的信念，他们明白人都是值得被爱的，不仅自己值得被爱，他人也值得被爱。所以在一段恋爱关系中他们不会吝啬去爱，也不会在被爱的时候感到不知所措。他们心中平和，就像蒲公英一样，随遇而安。

3. 调整不健康的恋爱模式。无论你现在处于讨好型和指责型的组合模式，还是指责型和忽视型的组合模式，抑或是其他的组合模式，都需要往平等型的相处模式进行调整。不过，有一种例外的情况，即两个人虽然都不是平等型恋人，或一方不是，但是两个人在关系里并不为此感到烦恼和痛苦，甚至欣赏对方，也很喜欢目前的模式。这种情况是不需要改变的。改变的前提是自己感觉到了难过和愤怒，甚至已经产生了结束这段关系的念头，但还是不舍得与对方分开，那么调整就十分有必要了。

平等型的恋爱模式主要有几个核心点：彼此尊重、看见对方的付出、对对方有耐心、相互关怀等。你不妨问问自己，你和你的恋人是否做到了这些呢？如果做到了，那么恭喜你，在年轻的时候你就已经收获了非常棒的爱情，请你好好珍惜。

如果你存在以上案例中类似的情况，你可以尝试正向暗示自己，修改原有的神经语言程序，建立有助于心理品质提升的神经语言程序。有效的正向心理暗示是：我就像蒲公英一样，具有爱与被爱的能力，我满怀柔情却又充满力量。

亲情命题

疏离型和亲密型

案 例   ● ● ●

我希望很多事情都可以由自己做决定，但是父母到现在还在管着我。我很难过，我希望……

小乔，女，21岁，大三学生。

"我感觉我和父母的心理距离特别远，他们不懂我，也不想懂我。从小，我穿什么衣服、玩什么玩具、吃什么食物都要听从他们的安排。那时我年龄小，没有自己的判断力，父母控制我，我还能理解。可是长大之后，我大学读什么专业、交什么朋友也需要听他们的，我很难过。我已经21岁了，还不能有自己的想法吗？我尝试过反抗，可是每当我表示有自己的想法时，父母就会说我不懂事、不听话。道德的大山压得我喘不过气来。我真的好希望自己的事情可以由自己做决定啊，但这似乎很难实现。

我很羡慕我的朋友小弗。他是一个非常善良、温柔且有趣的人。和他相处的时候我总是特别开心。他是一位跨性别者，也就是人们所说的同性恋。当然，这是我悄悄交的一个好朋友，父母并不知道。他们如果知道，一定不会让我们来往。您看，他们不了解我的朋友就会告诉我不能与他相处。我之所以羡慕小弗，是因为虽然现在社会上还有许多人不能接受跨性别群体，但是小弗的父母竟然很开明地接受了他的选择。不仅如此，小弗的父母还邀请了他的恋人一起吃饭，甚至4个人还一起出去旅行过。我发自内心地羡慕小弗能有这么开明的父母。

虽然我不是跨性别者，但是我试想过，如果我和小弗一样，我的父母肯定会骂我、打我，他们不会管我的感受。现在，我每天去上专业课时，心里十分难受。这不是我喜欢的专业，不管这个专业的前景有多么好，我也不喜欢。我知道父母或许是为了我好，但是我更希望我的人生由自己去创造，哪怕会遇到艰难险阻，我也希望路是靠自己一步一步地走出来的。所以，我悄悄花了很多时间去辅修另一个我喜欢的专业，也悄悄交到了我喜欢的朋友。这些都是我不能和父母说的，说了他们只会批评我浪费时间。所以，我才来找您倾诉，我希望可以得到理解。"

听了小乔的倾诉，我可以判断出，小乔和父母的关系属于疏离型，而她的朋友小弗的亲情关系属于亲密型。

在疏离型的亲情关系中，父母以为孩子的一切皆在自己的掌控中，但是他们不知道随着年龄的增长孩子会有自己的想法和判断。许多家长和我沟通的时候都会气愤地对我说，孩子长大之后开始会骗人了。其实，在疏离型的亲情关系中，孩子早就开始骗父母了。孩子对父母的欺骗往往从他们意识到父母不能理解自己开始。

不是孩子想欺骗父母，而是孩子不敢冒风险告诉父母自己的真实想法。与其让孩子的心与自己的越来越远，父母不如多听听孩子的想法，让孩子自己做决定。父母仅仅需要帮助孩子把控他们的选择是否涉及原则和底线问题，比如是否违法犯罪、是否伤害了自己和他人等。除此之外，对于已经在定向期的成年人，父母需要接受孩子长大的事实，也需要相信孩子有自己的辨别能力。现在社会上许多被称为"妈宝男""爸宝女"的年轻人就是因为他们从小被父母保护得太好了，使他们失去了与人和谐交往的能力。

在亲密型的亲情关系中，父母和孩子之间能够相互理解、相互包容、相互支持。他们会因为爱而爱，不会因为对方是什么样的亲人去有选择地爱。小乔的朋友小弗无疑是幸运的也是幸福的，他与父母之间的亲情关系是亲密型，他的父母可以充分地、无条件地接受他的一切。

在为小乔咨询的过程中，我发现小乔十分清楚自己想要什么。虽然她可以在父母给的压力下勇敢地追求自己想要的东西，但是她还是希望可以像小弗一样得到父母的理解和关怀。我请小乔给父母写了一封信，下面我截取了其中一部分内容。

我很感谢爸爸妈妈对我的付出，你们把我抚养长大真的很辛苦。你们付出的努力比其他家长都多，因为你们几乎将所有注意力都放在了我的身上，为我付出了许多感情、精力、时间和金钱，所以你们现在经常会感到难过，说我不像小时候那样听话和懂事了。

可是，你们知道吗？我已经长大了，有些事情需要独自去面对，这样我才能面对人生的考验。也许你们是希望用你们的经验帮助我免遭许多困难，让我的人生能顺利一些。你们是世界上最爱我的人，但是就像你们经常挂在嘴边的那样，你们不能陪我一辈子，我需要自己摸着石头过河，总结属于自己的经验，创造属于自己的人生。

有些路，我需要自己走。

请爸妈放心，我不会因为自己独立了而不再需要你们。你们的健康和快乐，还有你们对我的信任和支持是我最在乎的事情。

我特别渴望你们能信任我的选择，支持我追求自己想要的人生。

以后我会越来越爱你们，但是爸妈，对不起，很抱歉我不能再用事事听从你们的安排来证明我对你们的爱了。因为过去，我用这个方式反而将我和你们的关系变得越来越疏离。在写这封信之前的2年里，我甚至不敢也不愿意接你们打来的电话。因为电话的那头不是关心我的话，而是控制我的成长方向。

我知道这么说会伤了你们的心，因为你们的出发点是为了我好。可是这不是我想要的亲情。我希望你们关心我仅仅是因为关心我，而不是关心我是否达到了你们心中完美小孩的标准。

请理解我，因为想要和你们更亲密，所以我更想独立。

写信并不是现在常用的方式，所以当小乔写了这封信寄回家时，她的父母起初感到很错愕。他们的第一反应是，孩子在大学受了蛊惑，所以才会"胡说八道"。他们向小乔不断求证，她是不是被别人控制了。小乔刚开始很失望，发现自己写的信不但没起到作用，反而给自己添了麻烦。我提醒小乔，她的父母用了这么多年的教育方式突然被"入侵"，一下子难以适应也是正常的。

后来，我给了小乔一些建议：每天主动打电话关心父母；当父母开始控制自己的时候说"不"。

这样做的好处是：可以向父母传递一个信息——女儿是爱他们的，不会因为自己想要独立而不爱他们；当父母想控制的时候，小乔说"不"，可以表明小乔的决心，久而久之，父母也会意识到小乔是一个既爱父母又想独立的女儿。

经过一段时间，父母慢慢接受了小乔的变化，这个家庭的关系反而比以前更亲密了。后来，小乔通过辅修她喜欢的专业拿到了双学士学位，也交到了很多新朋友。她告诉我，她的朋友都是正直善良的人，她对自己目前的生活很满意。

▼ 情绪疏导

提升认知能帮助我们减轻心中的负面情绪。

1. 作为孩子需要意识到：为人父母是世界上最有挑战性的工作，我们会发现父母并非全能，我们需要在精神上成为父母的"父母"，带领他们升华亲子关系。

2. 作为父母需要意识到：为人父母是世界上最伟大的工作，我们抚养孩子，无条件地去爱孩子，为的是让他们有一天可以离开自己，独立生活。

▼ 心理锦囊

与父母关系疏离的成年人，没有办法改变父母的教育模式，只能有选择地向父母透露自己的状况，这是一个必然现象。如果需要完善自己的亲情模式，那么就需要经过一个迟到的叛逆期。对父母的控制和老旧观点，我们要勇敢地说"不"，直到父母意识到孩子有自主意识了，心甘情愿放手才行。当然，这个过程一定是不容易的，因为父母的教育模式已经形成，去撼动它需要时间。但是，结果会很可观。

心理学认为，挑战过父母权威的孩子，以后与父母的相处会更加亲密和谐。

▼　正向心理暗示

如果你存在以上案例中类似的情况，你可以尝试正向暗示自己，修改原有的神经语言程序，建立有助于心理品质提升的神经语言程序。你可以将自己想象成蒲公英的种子，相信自己具有判断力和为选择负责的能力。有效的正向心理暗示是：我就像蒲公英一样，有着与生俱来的自立自强的能力。

友情命题

竞争型和祝福型

案 例 ● ● ●

看到我的朋友们都过得比我好，我觉得自己很不幸。我很难过，我希望……

小亚，女，23岁，销售员。

"我有3个好朋友，现在我都不想和她们来往了。

朋友A总喜欢穿名牌，我很反感；朋友B总喜欢拿我和朋友A做比较，我很讨厌；朋友C不思进取，每天躺平，我看不上。

可是，我就这3个朋友，如果一个都不来往，我会很孤独，也会觉得自己很失败。我在网上看到过一段话：如果和一个人合不来很正常，和两个人合不来也没关系，可是和身边的所有朋友都合不来，可能就是这个人有问题了。他需要想想自己为什么和所有人都不对付。

我在想是不是问题出在自己身上，为什么她们3个互相都合得来，至少看起来还不错，而唯独我觉得和她们中的任何一方相处都感到别扭呢？问题是不是出在我身上呢？"

针对小亚说的这些，我问了她以下3个问题，这有助于厘清她在友情中的一些想法：

（1）你给朋友A打几分？她身上发生什么变化，你可以给她加1分呢？

（2）你给朋友B打几分？她身上发生什么变化，你可以给她加1分呢？

（3）你给朋友C打几分？她身上发生什么变化，你可以给她加 1 分呢？

小亚告诉我：

（1）我给朋友 A 打 4 分。如果她不整天显摆她的那些名牌衣物，低调做人，我会给她加 1 分。

（2）我给朋友 B 打 6 分。她至少觉得我和朋友 A 可以做比较，说明我还不错。如果她说我比 A 更好，我会给她加 1 分。

（3）我给朋友 C 打 5 分。因为她一点也不努力，我希望我的朋友都很厉害。如果她努力一些，我会给她加 1 分。

针对小亚说的这些，我又请小亚分别说说这 3 个朋友的优点，这有助于她客观地看待这份友情。

小亚是这么说的：

（1）朋友 A 虽然爱显摆，但是很会打扮，她也愿意帮我打扮得漂漂亮亮的。我和她的颜值差不多，可是她从来不担心我会抢她的风头。每次我和她一起出去玩，我们俩的回头率都很高，我们都很开心，因为这满足了我们的虚荣心。这说明她很热心，对我也很真诚。可能她真的把我当朋友了吧。

（2）朋友 B 虽然总是爱拿我和 A 做比较，但是她很仗义。有一次我失恋，她请了半个月的假陪我出去旅游散心。而因为请假她被扣了很多钱，她也从没向我抱怨过，她其实挺好的。

（3）朋友C虽然不上进，但是从来不给我制造焦虑。她总是告诉我，我已经很好了。她说我很漂亮，工作能力也很强。她如果能像我这样，会很开心。

接着，我和小亚一起共同探讨了以下几个问题：

（1）如果每个人都有优点和缺点，那么世界上是否存在完美的朋友？

（2）我在友情中有哪些做得好和不好的部分？

（3）我在友情中是竞争型还是祝福型的朋友？

（4）面对处于顺境或逆境中的朋友，我会怎么对他们？反过来，我处于顺境或逆境时，希望他们怎么对我呢？

小亚的回答是："的确，每个人都有优点和缺点，我也不例外。世界上不存在完美的朋友。我在友情中对朋友很苛刻，不接受她们不顺我心意。我做得好的部分是我知道她们做得好的地方，她们肯定我的时候我也会肯定她们。我做得不好的部分是我常常忽视她们的优点，不停地放大她们的缺点，让我觉得她们很难相处。其实是因为我在和她们竞争。我希望比所有朋友都强，可是又不希望她们比我弱。其实，做我的朋友也挺难的。

比我好的我嫉妒，比我差的我看不上，而旗鼓相当的朋友很难寻找，即便找到了，人的境遇也不会一直保持稳定。

我的人生也一定会发生各种变化，会出现顺逆和逆境。如果她们像我一样，就会在我逆境的时候离开我，在我顺境的时候排斥我，我一定会很受伤。我希望她们在我顺境的时候能为我高兴，在我逆境的时候能对我不离不弃。

我明白了，也就是说，我希望朋友怎么对我，我就需要怎么对朋友，是吗？"

对于小亚的提问，有心理学家早就给出了答案。

心理学中有一条黄金法则：像你希望别人如何对待你那样去对待别人。

如果我们希望自己被善待，却不能善待别人，那么这段友情是不平等的。双重标准会导致我们出现人际交往障碍，陷入孤独。

定向期的友情往往被分成两个属性，即竞争型和祝福型。

1. 竞争型：他们妒忌心强，时刻想要超越朋友。在朋友发展得比较好的时候心里会感到不是滋味，开始回避和朋友相处；在朋友发展得不好的时候会心中鄙夷，但是会看起来很热心地去关心朋友发生了什么事，但这种行为只不过是为了满足自己的好奇心和优越感，并非出自真心。

友情中的竞争型人很难和朋友和谐相处，他们更容易被焦虑的情绪所困扰，很难从友情中获得养分，友情反而会成为他们的负担。竞争型人在事业方面往往会有不错的成就，因为他们的目的性强，不能接受别人超过自己，所以时刻处于战斗状态。但是，在友情中去竞争却弊大于利。他们难以收获真挚的友情，或许他们的内心也并不信任友情。

2. 祝福型：他们愿意支持、鼓励、欣赏自己的朋友，会为朋友处于顺境感到开心，发自内心地为对方感到高兴。他们以自己的朋友为荣，希望彼此能共同前行。当朋友处于逆境的时候，他们会发自内心地关心、紧张、担忧朋友，期盼朋友能早日走出逆境。

友情中的祝福型人可以和朋友和谐地相处。他们可以从友情中收获养分，并常常为友情的存在而感到幸福。他们能与朋友产生非常深厚的情谊，友情成为他们的强大的社会支持系统。

真挚的友情是十分美好的，可以说是没有血缘关系的亲情。当我们不被家人理解的时候，工作不顺利的时候，爱情不如意的时候，身边能有一个理解自己、陪伴自己、支持自己的朋友，是一件非常幸福的事情。在我看来，交友求质不求量。朋友不需要多，但是贵在真心。也许并不是每个人都那么幸运，可以交到真挚的朋友，但至少我们需要先成为别人的一位不错的朋友。因为美好的友情只会在美好的人之间产生。但凡一方因为利益驱使与另一方结为朋友，这段友情都不会深厚，更不会长久。

▼ 情绪梳理

如果你也存在案例中小亚的烦恼，请先不要急于批判自己或者对方。你可以先尝试去分析自己在友情中的属性，明确自己是竞争型还是祝福型。

如果你是竞争型，那么你需要放下双重标准。如果我们做不到对朋友那么好，那我们也不要要求朋友对自己有多好。

如果你是祝福型，而无论你怎么去经营这段关系都无法"捂热"它，那么建议你去选择和自己同属性的朋友，你就能快乐很多。

▼ 心理锦囊

可以参考案例中梳理友情的方法。

1. 为自己的朋友评分：你给自己的朋友打几分？他 / 她身上发生什么变化，你可以给她加 1 分呢？

2. 总结朋友的优点：你的朋友的哪些优点是你愿意与他继续相处的理由？

3. 整体看待你的这份友情。

（1）如果每个人都有优点和缺点，那么世界上是否存在完美的朋友？

（2）我在友情中有哪些做得好和不好的部分？

（3）我在友情中是竞争型还是祝福型的朋友？

（4）面对处于顺境或者逆境中的朋友，我会怎么对待

他 / 她们？反过来，当自己处于顺境或逆境时，我希望他们怎么对自己呢？

▼ **正向心理暗示**

如果你存在以上案例中类似的情况，你可以尝试正向暗示自己，修改原有的神经语言程序，建立有助于心理品质提升的神经语言程序。你可以将自己想象成一株蒲公英，明白去爱只是你对自己的一种交代。有效的正向心理暗示是：我就像蒲公英一样，可以接受自己的不完美，也能接受他人的不完美。

═══ 蒲公英期的心理品质提升训练 ═══

在蒲公英期，你已经在不同的命题中做了正向的心理暗示，但是这还远远不够，因为重复暗示是说明自我潜意识的关键。下面，你需要再进行以下的强化训练，并在生活中反复练习，让正向暗示持久地产生作用，让正向的声音有效地泛化到你生命中的各个环节，从而达到稳定提升心理品质的作用。

第一步：放松训练

在进行心理强化之前，我们需要做心理放松练习。关于身心放松能带来哪些好处，我在前文中已经写了很多，在此不再赘述。

放松训练的内容：

请你在舒服放松的环境下，轻轻地闭上眼睛；请你想象你所在的房间外开满了蒲公英，它们轻盈地穿过田野山间，不受欲望的裹挟，四海为家。你现在是它们中的一员，自由地在清风中飞舞，寻找适合你的土壤，追寻你的梦想。你静静地感受着，觉得前所未有的放松。如果你的思绪飘走了，也没有关系，再轻轻地将自己的思绪拉回来就好。你只需心怀微微的喜悦，感受大自然带给你的一切令你愉快的感受就好。也许是徐徐的清风让你感到神清气爽，也许是和煦的阳光让你感到温暖舒适，也许是在天空中飞翔让你感到自由自在。这些美妙的感觉让你身心畅快。以后，每当你看到或者想到蒲公英时，你都会感到自由、放松且愉快。

第二步：强化训练

你可以将蒲公英设置为手机屏保，或者将本书书签的蒲公英图片裁剪下来随身携带。请你在蒲公英图片上写上有助于你心理成长的关键词，每天早晚各用 1~5 分钟进行强化训练。坚持 3 个月之后，你会收获美妙的自由感。内容可选择以下你需要调整的命题的建议暗示语。

蒲公英期常见的 3 个心理命题。

1. 迷茫与清晰——看见每个决定背后的积极面。如果你经常因为过去的选择而感到后悔，对未来不确定，心中矛盾不安，那是因为我们心中没有看见自己选择的那部分所存在的积极面。每一个目标都是由不同的决定组成的。每一个选择都具有价值，都能为我们积累更多的经验去接近自己的目标。关于如何强化自己的积极面，我的建议暗示语是：从现在开始，我会看见自己做出的选择背后的积极面，这些积极面的存在是对我的选择的最好肯定。一段时间之后，我会感到目标更加清晰，生活的质量更高。

2. 人际关系——心中有自己，眼里有他人。如果你经常因为外界的信息失去了内心的平衡，在人际关系中找不到自己的定位，从而在人际关系中总是剑拔弩张，不得不回避与他人交往，并为此而感到烦恼。那么，你需要重新调整自己在人际关系中的心态，强化自己的积极面，我的建议暗示语是：从现在开始，在人际关系中，我可以做到心中有自己，眼里有他人。一段时间之后，我会感到与人相处非常轻松。

3. 能力与挫败感——发挥优势，减少劣势。如果你经常拿自己的劣势和他人的优势做比较，你便会感到自己很无力，长此以往，挫败感会将你击垮。如果真的要比较，我建议你拿自己的优势和别人的劣势做比较。虽然这个比较对别人不太公平，但是至少能让你的感觉好很多。不过，你还是不要和别人做比较，而是应该看见自己的优势，减少自己的劣势。关于如何提高能力，我的建议暗示语是：我会发挥自己的优势，减少自己的劣势。一段时间之后，我会发现我不再过于为劣势而担忧，我的能力也提高了许多。

　　上文列举了 3 个常见的蒲公英期的命题，如果你存在其他的命题也可以使用以上的方法进行练习。你只需将希望出现在自己身上的某些心理品质与蒲公英进行关联，然后频繁进行心理暗示，给大脑传递该信息，这样就能实现你想要的结果。当然，放松训练和正向暗示的频率是关键。你需要先做放松训练，建立起蒲公英与自己的连接，再利用想象和文字及图像的视觉刺激进行正向心理暗示，并持续练习，你会发现自己的一切都会往好的方向发展。如果未来出现了不可预知的挫折，你会更有能力和勇气去面对和跨越。

3

第三部分

杜若期

成年探索期（27~32 岁）

27~32 岁的主要心理成长命题是：确定感。

27~32 岁的主要心理成长方向是：自我疗愈与自我信任。

如果将 27~32 岁的人比喻成大自然的某种植物，我认为杜若最为贴切，所以我选择将杜若作为积极心理暗示的媒介。

杜若生长在海拔 1200 米以下的山谷林下，它在草本植物中相对来说是比较高大的，茎长近 1 米。它株丛茂密，枝繁叶茂，绿叶茵茵。杜若可用于治疗疾病，许多了解杜若药用价值的人将它用于疏风消肿，治疗蛇、虫咬伤以及缓解腰痛不适。除此之外，杜若的观赏价值很高，是一种优质的林下地被植物。

著名的爱国诗人屈原曾多次描写杜若给他带来的美好感受。他曾在《九歌·山鬼》中写道："山中人兮芳杜若。"在《九歌·湘夫人》中写道："搴汀洲兮杜若，将以遗兮远者。"

杜若花的花语是：幸运、幸福、信任。

27~32 岁的群体内心虽然充满了不确定感，但是本身已经具备了疗愈自己与他人的能力，只不过因为心中的不确定感，总是不信任自己具备这种能力。事实上，他们就像杜若，不仅有疗愈的能力还有能将美好带给身边人的能力。他们一直寻寻觅觅，不断使自己变得更加强大，让自己和他人更加信任自己。

27~32 岁的人已经积累了丰富的人生阅历，共情能力较强，在宽慰他人方面做得比较好。但是，因为对自己具有的优势还不确定，所以他们会将自己的优势看成理所当然。他们处于人生最好的阶段，他们比成年定向期的人情绪更加稳定，又比成年稳定期的人对生活具备更多的热情。但是他们对自己的年龄优势不以为然，这恰巧符合杜若的低调内敛的性格。

他们要做的是：在茫茫人海之中，找到属于自己的"定海神针"。这个"定海神针"是让他们在取得的精神和物质成果的基础上向外延伸发展的中心轴，这个中心轴可以很好地帮助他们夯实心中的堡垒，让他们通过中心轴找到确定感，收获幸福感。

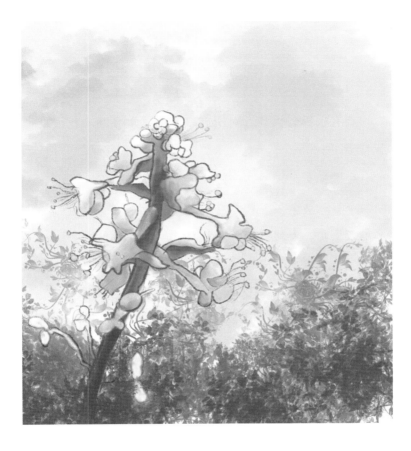

〈杜若〉

原本象征：真挚的爱。

心理象征：自我疗愈与自我信任。

这个年龄阶段的状态：不确定感。

持续混乱型和价值重建型

案 例 一 ● ● ●

我有选择恐惧症，对所有事情都优柔寡断。我很难过，我希望……

小敏，女，27岁，旅行社导游。

小敏是这么形容自己的：我是一个优柔寡断的人，总是难以做决定。大到找什么样的工作、同什么样的人结婚，小到回家走哪条路、点哪家店的外卖。也许许多人点外卖只需几分钟，而我可能需要2~3小时。所以我对生活十分不满意，选择恐惧症十分影响我做事的效率，我为此感到很难受。

许多人的选择恐惧症主要作用在大的事情上，比如是否考研、是否结婚、是否生小孩，我认为这很正常，而我现在的选择恐惧全是针对一些小事。最近变得更夸张了，我连穿什么颜色的袜子都要纠结1~2小时。纠结的过程中我想的是"我穿这个颜色的袜子对我的人生有什么影响""我穿那个颜色的袜子又对我的人生有什么影响"。我觉得我真的生病了，因为正常人不会这样做。

也许从其他人的角度来看，我真的没必要为这些事情担忧。身边的人也的确是这么告诉我的。正因为如此，我感觉自己没有办法被他人理解，所以开始求助心理咨询，希望通过这种方式使自己不再那么难过。

随着咨询工作的推进，我了解到，小敏之前在找工作的时候选择了旅游行业。那时旅游行业在国内蓬勃发展，所以即便家人告诉她应该去做更稳定的工作，她依然选择了自己想做的事情。但就在疫情暴发之后，旅游行业受到了重创。家人埋怨她："如果你早听我们的话就不会遇到这样的事情了。"这句话刺激了小敏，她开始质疑自己的选择和决定。从这时起，她开始郁郁寡欢。

情绪刺激应该是导致她此后出现选择困难的原因之一，但是这个原因不足以使一个人产生这么大的反应。深挖之下，我发现主要原因是她对父母的内疚。她希望由自己来选择人生的道路，以此来证明自己。但是，显然她并没有证明成功。因为疫情的影响，她将眼前的局面归因为自己没有听父母的劝告，以及没有做出正确的选择。所以，这个阶段的她内心的力量感非常弱，甚至到了全盘否定自我价值的地步。她担心自己做的一切决定都会为她带来不好的后果，这让她感觉自己很糟糕。

在杜若期重新确立自己的价值感是非常重要的事情。看似是由选择恐惧症造成的问题，实际上是确认感的问题。确认感的问题则是自我认同感或者自我价值感的问题，它能影响人的方方面面。上一个需要重点确立自我价值的时期是在成年准备期，这段时期的我们对于自己在社会中的未知知之甚少，所以需要找到自己的优点来肯定自己的价值，以拥有更多的勇气和信心进入社会。而到了成年探索期，我们已经进入了社会，并陆续在社会上找到了属于自己的位置。这个时候产生的自我怀疑与之前产生的不同，我们清楚地知道自己有哪些优点，并且已经修正了许多不足。但是，我们仍对自己感到不满意，可以说之前的方式不再适用于这个阶段了。

具体到案例中的情况，小敏需要锻炼自己果断决策的能力（锻炼方法见本节的心理锦囊），她现在已经发展到需要通过不停地询问身边的朋友来确认自己的选择是否正确。然而，从案例来看，她现在的选择和对错已经没有任何关系了。生活中的一些小事的选择并不会影响她人生的整体走向。

没有一个决定是完美的。当我们做决定的时候，需要多看看不同决定之后的好处。即便现在她选择的行业受到了大环境的影响，但并不是说永远都会这样。以后人们很可能会更热衷于旅行。所以，我们需要以发展的眼光看待问题。

▼ 情绪梳理

1.接受已发生的事情。当让我们感觉不好的事情发生之后，我们需要接受已经发生的事实。最重要的是，我们需要接受一些负面的事情，坦然接受自己不好的情绪，才能有效减轻负面情绪。

2.客观归因。不是小敏的决定不够好，而是大环境的影响，导致许多行业都受到了影响，这是一个不可控的因素，我们需要客观地看待。我们不需要将不可控的因素归于自身。如果归于自身，我们会出现自我否认的情绪，这只会让自己的情绪越来越糟糕。我们要做的是：控制可控制的，不控制不可控的。

案例中的小敏在我的帮助下进行了情绪梳理，她决定做一些新的尝试。她将以前当导游时带团旅行的照片和视频整理剪辑后发在了社交网络上，通过短视频收获了许多粉丝，也迎来了新的商务合作机会。疫情的暴发，限制了人们出行的脚步。人们通过小敏发的内容，重新燃起了对疫情之后生活的期待。这个转机让小敏加速度过了眼前的心理危机。

▼ 心理锦囊

1.提升果断决策的能力需要先了解优柔寡断的形成原因。

造成优柔寡断的心理因素有：

（1）认知障碍：对问题的本质缺乏情绪的认知。

（2）情绪刺激：过去遇到过类似的事件，产生了消极的条件反射。

（3）性格特征：受暗示性较强。要么过于随大流，要么过于小心谨慎。

（4）缺乏训练：备受长辈溺爱或者长辈管束得太严。

2. 克服优柔寡断的毛病，需要做到以下几点：

（1）自强自立：平时要独立完成一些小事，锻炼自己独立行动和独立思考的能力。

（2）善于取舍：需要意识到没有决定是完美的，多看看自己做决定的好处。

（3）有胆有识：不要害怕失败，将每一次决定当成探索人生的机会。

（4）遇事冷静：遇到事情需要理性客观地分析，不要因为恐惧而恐惧。

▼　正向的心理暗示

如果你存在以上案例中类似的情况，你可以尝试正向暗示自己，修改原有的神经语言程序，建立有助于心理品质提升的神经语言程序。这个年龄阶段的群体容易出现选择困难的情况。对于这种心理特征，你可以将自己想象成一株杜若，将眼光放得长远一些，从一生的角度来审视当下的情况。有效的正向心理暗示是：不论我做出什么样的选择，人生都能得到不一样的收获。

案例二 • • •

突然发生车祸，我不知道该如何面对。我很难过，我希望……

小南，男，30岁，商人。

我从小到大都很顺利，不知道这件事为什么会发生在我身上。虽然已经过去了3个月，但我还是会不停地问自己这个问题，每次都很崩溃。

3个月前，我在去乡镇处理事情的路上撞死了一个人。我是正常行驶，也没有超速，是那个人骑着摩托车突然违章转弯酿成了悲剧。我当时就叫了救护车，也立刻报了警。

在等待交警处理事故结果的那段时间，我度日如年，也没办法去公司上班了。我将所有事情都推掉，就在家里等待结果。后来，交警通知我，他们查了监控，事故的责任在那个人，我接下来只需正常走法律程序就好了。

从交警那里我了解到，那个人的家里现在只剩下一对老人。当时我的情绪就崩溃了，那对老人现在失去了唯一的儿子，以后的日子要怎么过呢？虽然责任不在我，但是我还是感到很难过。我卖了当时出车祸的那辆车，然后又加了一大笔钱，一起给了他的父母。

当时，有人劝我按法律程序走就行。他们对我说，如果我拿了很多钱给那家人，就好像是我做错了一样。虽然对方付出了生命，但是他确实违章了。我知道他们的话有道理，但我去了那个村子，从远处看了那个人的家庭环境，我真的没办法什么都不做。

给了那对老人钱之后，我虽然感觉好受一些，但是也没有好多少。现在每晚我的脑海里都会闪过死去的那个人在挡风玻璃上看着我的那双眼睛。我本来入睡就比较困难，后来又发生了这件事，我更加睡不着了。我已经接受了我是一个短时睡眠者，但是这件事真的让我难以释怀。我已经不敢开车了，我很害怕一辈子都走不出来了。

虽然家人和朋友都不停地告诉我这不是我的错，但我还是做不到不去想这件事。

从小南描述的情况来看，他存在一定程度的创伤后应激障碍（Post-Traumatic Stress Disorder，PTSD）。PTSD又叫延迟性心因性反应，是由于当事人受到了异乎寻常的威胁性、灾难性心理创伤，导致延迟出现和长期持续的心理障碍。总结来说，PTSD是一种创伤后心理失去平衡的状态，是对创伤等严重应激因素的一种异常精神反应。目前治疗PTSD比较好的疗法是认知行为疗法、催眠治疗、眼动脱敏再加工疗法（EMDR）、精神分析治疗等。

PTSD不是通过几次咨询就能治疗好的，这需要长时间地进行心理辅导。在重大创伤事件发生之后越早对患者进行心理干预，患者恢复得越快。下面我重点讲述帮助小南走出PTSD的几次重要的心理辅导。我将情绪疏导和心理锦囊也融入了其中。

第一个心结：为什么这件事会发生在自己身上？

遇到重大创伤的人都会不停地问自己这个问题，这无疑会让自己陷入绝望的情绪旋涡中。我给小南的建议是：在"为什么"的基础上再问一次"为什么"，即自问"我为什么要问自己为什么"。

当小南在这个问题的基础上再产生问题的时候，他便瞬间切换了思维状态，进入了理性状态。进入理性状态的人，可以从偏执的情绪情感中抽离出来。

第二个心结：发生事故之后，同情他人是不是等于自己做错了？

小南很善良，虽然错不在他，但是他顶着压力帮助了那对失去儿子的老人。他做了一件很好的事情，但是他的心中还是有一个声音在对他说，他杀了人，他是罪恶的，他需要因此受到惩罚。

我对小南说："善良的人都会在遇到这种事情之后难以释怀。你比谁都有理由对此感到难过。你不需要拒绝这个情绪，但是你需要设定一个时间期限，即告诉自己允许自己为此难过多久。"

小南不知道合适的时间是多久，我给他的建议是半年到一年。

第三个心结：事故画面一直在脑海中闪回，每天都十分恐惧。

画面一直在脑海中闪回，是处于 PTSD 状态中的典型状态。比较有效的方式是先淡化然后用别的画面替代那个让自己感到恐怖的画面。

第一步是允许画面的出现。这样做可以避免因为当事人抗拒画面的出现而使画面更加强烈和清晰。允许画面出现，任由它自然来自然去，能有效淡化画面的清晰度，也能降低画面出现的频率。

第二步是每当他的脑海中闪回了让他害怕的画面时，他可以通过练习替代为另一个有助于他放松和舒缓的画面。我为小南讲述了正向心理暗示的原理，并帮助他用杜若作为载体和自己的情绪进行连接。这些方法本书中已多次提到，这里不再赘述。

我为小南设置的替代画面是（替代练习时请使用第一人

称）：你可以想象自己在很久之前种了一株杜若，你看着它慢慢地生根发芽，茁壮成长。它在你受伤的时候为你疗愈。然后你也慢慢成为一株杜若，比所有的杜若都强壮，具有更强大的疗愈能力。你在受伤的时候，能够很好地进行自我疗愈。你看到心里的伤口慢慢愈合起来，你感到自己越来越健康，感到自己已经能够和让自己感到不舒服的情绪相处了。

第四个心结：发生事故后，不敢再开车。

这件事发生在任何一个人身上，变得暂时不敢开车都是正常的，或者敢开车，但是神经会变得高度紧张。这个阶段是必然会发生的。

我尊重小南在这个阶段的感受，所以并没有建议他去做这个阶段还做不到的事情。不过我还是帮助他调整了认知。

我对他说："你可以让自己再缓一缓。其实不开车对生活的影响是有限的，现在让你的心里重新感到安全是更重要的事情。不过我还是希望你可以明白，不开车是一种回避，我们不能一辈子都回避这件事。就好像一个会游泳的人曾经溺过水，他当然可以选择不再靠近水，但是最好的情况是他可以突破自己，然后自由地选择未来的自己是否愿意游泳。"

事故每天都在上演，我们并不能因噎废食。我们要做的是，未来开车时更加谨慎。小南不敢再面对开车这件事，说明他还没有彻底原谅自己，未来还是存在一定的心理风险的。

经过一段时间的心理辅导之后，小南向我反馈，刚开始恢复开车的时候他会很紧张、很担忧，但是经过练习，他担忧的时间越来越短，从开车时全程担忧缩减到半个小时，再缩减到几分钟，直到现在偶尔担忧一闪而过。而之前晚上睡前脑海中的回闪画面也越来越淡，很多时候已不再出现了。

从小南后来的反馈来看，他基本上已经从 PTSD 慢慢走出来了，我发自内心地为他感到高兴。我之前经手过 10 年都未干预成功的 PTSD 个案，在这个案子中，经过了漫长的心理咨询，当事人才能勉强做到与创伤和谐相处，但创伤也没能完全消退。心理咨询的结果是因人而异的，PTSD 是否能康复也因人而异，但是越早干预，康复率越高。

在杜若期的群体已有很丰富的人生经验，这是很有价值的。但是，所有事情都具有双面性。好的事情有不好的一面，不好的事情也有好的一面。正因为他们有丰富的人生经历，如果将自己过去的处境和现在的处境进行比较，就不可避免地会因为突发事件而怀疑整个人生，怀疑自己的价值。

价值感不一定一直存在，也有可能在被击垮之后建立。

▼ 正向心理暗示

如果你存在以上案例中类似的情况，你可以尝试正向暗示自己，修改原有的神经语言程序，建立有助于心理品质提升的神经语言程序。你可以将自己想象成杜若，相信自己的疗愈能力。有效的正向心理暗示是：我心里的伤口慢慢愈合了，我感到自己越来越健康。

事业命题

动荡型和安稳型

案例一 • • •

我换了很多行业，可是没有一个能达到自己预期的效果。我很难过，我希望……

小桃，女，28 岁，美食主播。

案例二 • • •

我这么多年都在做同一件事，感觉看不到曙光。我不甘心，我希望……

小林，男，31 岁，公务员。

小桃和小林是一对好朋友，最近他们因为一个问题而争执不休，所以找到了我，希望我能给出一个标准答案。

小桃说："工作的稳定性很重要。这些年我一直在换工作，总是一山望着一山高，但每一次结果也都不太理想。如果我能有一份稳定的收入，也就不用不停地直播了。我总是担心被别的主播替代、直播间人数不够、粉丝退货、粉丝反应东西不好等。现在直播行业真的太'卷'了①，有的直播间已经用'喊麦②'的方式来卖货了。我的危机感太强了，而且最近脱发很严重，感觉不到30岁自己的发际线就越来越高，都快赶上南极仙翁的大脑门了。如果我像小林一样是公务员，旱涝保收，我就不用愁了。"

小林说："在社会上，多一个技能就能多一个希望。这些年我一直都在做同一件事情，每天的生活都很无趣。时代正飞速发展，而我依然在做'螺丝钉'一样的工作。我觉得我的工作谁都能做，虽然现在还是有很多人参加公务员考试，但是我真想劝他们不要考。年纪轻轻就开始养老，让我的内心变得像一潭死水。我就是想看看自己的人生还有没有其他的可能性。再说了，我的工作是很稳定，但是收入也不多。

① 网络用语，指非理性的内部竞争过于激烈，导致内部人员自身的压力越来越大。——编者注
② 在原有的伴奏里加上自己的词，然后套上音乐节奏喊出来。——编者注

有时候小桃一个月的收入比我半年的收入还多，我宁可不要这份安稳。"

我在他们叙述的过程中完全插不上话，等他俩说完，咨询时间已经快结束了。我对小桃和小林说："这个问题没有标准答案。"

然后小桃和小林异口同声地对我说："那我们的咨询费岂不是白花了？"

我苦笑了一下，对他们说："你们说得不是很畅快吗？我完全插不上话。也许你们只是希望由一个旁观者来见证你们的情谊。你们希望我来肯定你们的观点，这样既满足了自己，也满足了对方。这样吧，为了让你们感到这个咨询费花得值，我给你们留一个作业。咨询结束之后，你们可以让对方来体验自己的工作，持续一个月。一个月之后再来告诉我你们的感受。"

半个月后，小桃和小林再次找到了我。因为在国内互相体验工作还是有一定难度的，他们只能尽可能地去体验对方的部分工作。即便如此，短暂地体验对方的工作也让他们苦不堪言。

小桃说："我们没有坚持到一个月，半个月我就放弃了。小林的工作太无聊了。因为他上班时我不能去他的公司工作，所以他就将他要做的一些非保密材料发给我让我整理。

我一看那几十页的材料，脑壳都疼了。那些材料里面的内容都是一板一眼的，我一个字都看不下去。其实，我坚持三天就想打退堂鼓了。因为您说让我们坚持一个月，所以我才又坚持了一段时间。"

小林说："我也坚持不下去。刚开始小桃把直播话术发给我，我还觉得挺好玩的。我试吃了她要带货的产品，也挺好吃的。但是我休假那天，小桃让我试着直播一下，直播时我很紧张，粉丝一直发评论让我下播换小桃上播，我觉得很难堪，气得我当场就怼回去了。结果粉丝越骂越凶，直到小桃上播后给粉丝道歉并发福利，那些粉丝才消停下来。即便这样，我还是给小桃带来了损失。不得不说，带货主播真的需要心理素质好。我自认为自己和领导、同事打交道游刃有余，但是和这些购买产品的客户相处真的不一样，加上我所在的公司是甲方，都是别人找我们办事，我哪知道怎么哄客户？在那次体验之后我就想放弃了。"

我问他们，通过互相体验对方工作的练习得出了什么结论，小桃和小林回答的意思大致相同：不同的性格适合不同的工作，不同的人在事业上会有不同的发展。

我十分同意他们的观点。对于杜若期中不同属性的职场人，我给出的心理锦囊如下。

更换工作频繁的人，他们可以在追求工作的过程中为自己带来乐趣和新鲜感。他们富有创造性，也善于随机应变。小桃之前选择的工作无一例外都是具有挑战性的，虽然很辛苦，但是她在处理各种问题时也能获得很大的满足感。唯一不足的是，他们对同一份工作的注意力可能不会长久，但是随着年龄的增长这一点会慢慢改善。

追求安稳工作的人更有耐心，他们适合也能胜任不需要很多激情的工作。他们十分靠谱，能很好地完成任务。小林这几年将自己的工作做得很好，无论是领导还是同事对他的评价都很好。他们需要注意的是，如果长期做同样的工作，会产生倦怠感，他们需要明白这是十分正常的，如果想要自己更加完善，就需要在工作之外找到其他的兴趣爱好[①]，使自己顺利度过职业倦怠期。

▼　正向心理暗示

如果你存在以上案例中类似的情况，你可以尝试正向暗

---

① 兴趣爱好指自己想做的事，工作往往是必须做的事。多数情况下，职业倦怠是因为当事人对目前必须做的事情产生了失望和抵触的情绪。找到兴趣爱好这种能提升主观能动性的事情会使当事人在其中体验到积极正向的情绪，能有效转移消极情绪并且淡化职业倦怠给自己带来的负面感受。

示自己，修改原有的神经语言程序，建立有助于心理品质提升的神经语言程序。有效的正向心理暗示是：我就像杜若一样，无论是安于山林，还是历经世俗，都可以散发出自己的光彩。

爱情命题

矛盾型依恋和稳定型依恋

案 例 一

　　离婚之后，我不知道未来何去何从。我很难过，我希望……

　　小成，男，32岁，工厂老板。

　　和前妻离婚之后，孩子由我抚养。女儿现在6岁，平时主要由我的父母照顾。我和前妻没有什么感情，之前是觉得她挺适合结婚的就领了结婚证。后来我发现，没有爱情的婚姻风险很大，因为我不爱前妻，所以我每天下班不想回家，更没有耐心及动力去讨她开心。后来，这段婚姻在我们各自出轨后结束。

　　离婚之后，我本来不打算再婚了，因为我没有信心去经营一段婚姻。直到我遇到了小琪。她比我小几岁，是我喜欢的类型。她知道我离过婚并有一个女儿，所以一直没有答应我的追求。我不顾小琪对我的态度，对她展开了猛烈的追求。我百般讨好她，直到她答应和我交往，那段时间我别提有多高兴了。可是好景不长，等我和小琪一起去她家拜访她的父母时，她的父母对我十分不满意。虽然我的物质条件不错，但是他们始终觉得我配不上小琪。他们不愿让小琪年纪轻轻就成为我女儿的后妈。所以，那段时间我和小琪分分合合，两人闹得很不愉快。最后不得已，我俩彻底分手了。

分手之后，我对小琪念念不忘，情绪很久才缓过来。直到后来我又遇到了小舒，她和我的年龄差不多，也离过一次婚，和前夫有一个儿子，儿子现在由她的前夫抚养。小舒很温柔，对我和我的女儿都很好，这一点让我很感动。和她在一起时我总能感到前所未有的温暖。可是她就是不能带给我小琪给我的感觉。小舒很好，我也爱她，但是她无法让我像想小琪一样对她朝思暮想。现在我和小舒已经交往一年了，她很想和我结婚，她说如果不结婚她就不继续和我交往了。我舍不得小舒，如果她和我分手我会很难过，但我也没办法下定决心和她结婚。我的心里总有一个声音告诉我，和小舒结婚之后的生活可以一眼望到头，我也有不再爱她的风险，真到了那个时候，对彼此都是一种伤害。

我现在很迷茫，不知道该怎么办。

有时候仅从心理咨询中当事人描述的内容来看，心理咨询师还无法弄清楚他在情感中的模式是什么。人存在传记记忆[①]，所以为了进一步弄清小成在情感中不顺利的原因，我问了他许多问题。

我问小成，他的内心是否渴望婚姻？他告诉我，他是渴望的，只不过他觉得婚姻很伤人。我还问他是否相信爱情？他告诉我，他相信爱情，只不过不相信爱情能长久。

之前的婚姻和情感经历给小成带来的创伤是：婚姻是难以维持的。现在的小成既渴望婚姻，又害怕婚姻。他相信爱情，又怀疑爱情。

我问小成他与前妻及几位前女友相处的细节，我发现他经常会在对方特别关心他的时候回避回应对方的情感。等到对方对他不那么关心的时候他又会展开情感攻势，让对方重新关注他，循环往复。除此之外，如果对方对他表示了不满，他会用十分恶毒的语言呵斥对方并制止对方继续说下去，包括对他最爱的小琪也不例外。

从小成补充叙述的内容来看，他在爱情中属于矛盾型依恋。

矛盾型依恋的人，往往不能很好地经营一段感情和婚

---

① 指个体在回忆往事时会不自觉地加上一层滤镜，来美化自己的回忆。

姻。他们追求自己想象中的情感，难以和伴侣和谐相处。矛盾型依恋的人在情感中有两个典型的特征：①回避对方对自己的示好，当对方收回情感时，矛盾型依恋的人会很没有安全感，然后再竭尽所能地让对方重新爱上自己。这个你追我赶的游戏，他们可以不停地玩下去，直到他们愿意改变才会结束这无休无止的爱情追逐游戏。②矛盾型依恋的人在恋爱关系中实际上非常希望得到伴侣的认可，他们会因为伴侣对自己的否定而大发雷霆，难以正向表达出渴望伴侣对自己认可的诉求。当伴侣对自己表达出不满时，他们的反应会比较激烈。有时候表现为内向的，也就是我们俗称的"冷暴力"；有时候表现是外向的，就像案例中的小成一样用恶毒的语言中伤对方。

所以，案例中的小成如果不去改变自己的依恋模式，无论是否和小舒结婚，都难以收获满意的亲密关系。

为了帮助读者更好地了解如何把矛盾型依恋转向稳定型依恋，我们先来一起看看下面的案例。以下是稳定型依恋的案例，读者可以看看主人公在爱情中的依恋模式。

案 例 二　　　　　　　　　　　● ● ●

过去的我在亲密关系中也很没有安全感，直到成为现在的我。现在的我，对自己很满意。

小双，女，27岁，证券分析师。

回想起我的前男友们，我有时候不禁想笑，他们当时也挺为难的吧。

过去，无论在哪一段感情中，我基本上都处于一种模式。例如，男友回信息回得慢了，我会骂他并直接把他的电话号码拉黑；每当男友的行为不如我的意，我就用分手威胁他；一起出去吃饭，男友如果说了一句不中听的话，我就立刻翻脸走人，哪怕当时菜只上了一半。

现在想想，我以前真的很过分。过去的我理所当然地认为，只要男友爱我，就得什么事都让着我。不让着我，我为什么要让他做我的男友？

有时候想想也很遗憾，我错过了那么多好男人，所以我现在孤独也认了，谁让我以前娇纵呢？虽然现在也有不少人追求我，但是我不着急谈恋爱了。我感觉自己一个人过反而自由自在，每天都很开心。想吃什么就吃什么，想玩什么就玩什么。我就是自己最好的爱人。

我很庆幸给了自己一段空窗期，让自己想明白了一些问题。

我相信，如果未来出现了一个人，我们相爱了，我可以和他相处得很好。我现在一个人都可以过得这么好，这就意味着我并不是因为需要他才和他在一起，而是因为爱才在一起的。

现在心理咨询越来越普遍了，在咨询中，人们不仅会述说自己的烦恼，也愿意和心理咨询师分享自己的喜悦。心理咨询师会帮助咨询者分析这件好事是如何发生的，帮助他们看见自己是如何做到的，强化这些正向的部分，以帮助咨询者扩大生活中的正向感受。

又过了半年，小双与我分享了以下美好的感受。

上次和您咨询之后，大概过了 3 个月，我就和现在的男朋友谈恋爱了。原来，当我越不需要爱情的时候，爱情就越会来敲门。这一次我吸取了之前的经验和教训，我告诉自己，在亲密关系里一定不能要求对方为自己的不安全感买单。不安全感是我的课题，我需要自己成长。

我在和现男友恋爱的这几个月里，时刻提醒自己这是一段全新的关系，这是一个全新的人。我不再将男友和前男友做比较，也学会了控制自己的情绪。会把我的感受告诉他，寻求他的理解。刚开始他也不愿意说出他的想法，而我会鼓励他告诉我。

我们平时都忙于自己的事情，并商量好不把工作中的坏情绪带给对方。如果真的需要对方的看法，会先听完对方说的话，然后抱抱对方，再说说自己的想法。现在我们能做到不批判对方的看法，求同存异。因为人和人是有差别的，所以两个人不可能各方面都契合，我们允许对方存在和自己不契合的部分。

我对现在的感情很满意，我感觉这段关系是对的。我们很相爱，在一起也很开心。哪怕是吵架的时候，我们也会吵着吵着笑起来。

我喜欢现在的自己，喜欢现在的一切。

小双是一个成功从矛盾型依恋发展成稳定型依恋的例子。虽然在心理学领域，许多人依然认为矛盾型依恋受原生家庭影响，无法改变。我认同前半部分的观点，即成年人在爱情中的模式的确是从小和父母互动后形成的，但是后半部分的观点我并不认同。从我经手的案例来看，完善或者改变依恋模式这并不是不可能的事情。当然，还是有一部分人他们终身都会受到矛盾型依恋的干扰。但是，还有很大一部分人在成年之后，随着经验和智慧的积累，他们能积极地改变、完善自己，让自己成为一位稳定型依恋的恋人。

稳定型依恋的人在恋爱关系中具有安全感。即便还遗留着一些不安全感，也会自愿承担起自身心理成长的责任。如果确立了一段关系，他们更愿意选择相信自己、相信对方、相信这份亲密关系。他们不会采用极端的办法和伴侣较劲，他们往往温柔而有力量。他们相信自己无论和谁相处，都有使自己幸福的能力。

如果你存在以上案例中类似的情况，你可以尝试正向暗示自己，修改原有的神经语言程序，建立有助于心理品质提升的神经语言程序。有效的正向心理暗示是：我就像杜若一样，值得爱与被爱。

亲情命题

家庭本位型、个人本位型、过渡型、混合型

现代西方文化崇尚个人本位，而东方文化从古至今都崇尚家庭本位。随着时代的发展，东方文化受到西方文化的影响，一部分群体也开始出现个人本位的观念。

以下是关于原生家庭中的不同属性的个体的案例。

家庭本位型

案 例 • • •

哥哥生病了，我回娘家照顾 3 年，丈夫埋怨我缺席了孩子的教育。我很委屈，我希望……

小丽，女，32 岁，个体户。

我父母有 3 个孩子，我们兄弟姐妹之间的感情很深厚。娘家人都对我很好，我从小受到的教育就是兄弟姐妹之间要

互帮互助。在我困难的时候，我哥哥和妹妹无论是经济上还是精神上都给了我很大的帮助。

结婚之后，婆媳关系不好，丈夫也不站在我这边，每天面对无休止的争吵，我十分痛苦，感觉自己快要抑郁了。那时，我爸妈、哥哥和妹妹一起凑钱给我买了房，让我在难以忍受的时候能有个地方透气。我真的很感谢我的家人。

后来，我哥哥过得不太顺。他在离婚之后又生了一场大病，那段时间他整个人都快垮了。父母也老了，身体不好，照顾哥哥肯定吃不消。妹妹刚生完孩子，也无法去照顾。所以我就回娘家住了3年照顾哥哥，直到他康复。

我婆家人对此非常不满。婆婆说我不管丈夫和孩子；丈夫说我缺席孩子的教育，不配做一个妈妈。他们对我说的每一句话都十分难听。因为在孩子5岁的时候，我就回娘家照顾哥哥和父母了，所以孩子和我并不亲近，而且孩子受到她奶奶和爸爸的影响，对我的敌意很大。我很难过，不知道自己是不是做错了。但是，如果再给我一次机会，我还是会这么选择。我的原生家庭对我的恩情很大，我这辈子都还不清，只要家人过得好，我牺牲再多都可以。

从这个案例我们可以看出，小丽是典型的家庭本位型。家庭本位型的人在结婚之后，如果发现新家庭让自己不满意，很大可能会难以从原生家庭中分离。新家庭让原生家庭本位型的人越不满意，他们和原生家庭的关系就越紧密。

家庭本位观：家庭本位型的人从家庭的利益出发，将原生家庭的整体利益放在自己之上。他们以原生家庭的兴衰荣辱、安宁和谐为一生的追求，愿意牺牲自己的利益为原生家庭和家庭成员创造更多的价值。

个人本位型

案 例　　　　　　　　　　　　　　● ● ●

结婚以后我不想和母亲一起生活，可亲戚却道德绑架我。我很难过，我希望……

小磊，男，27 岁，软件工程师。

在我很小的时候我父母就离异了，后来他们各自有了新的家庭。这一点对我的影响并不大，因为现在父母离婚是很正常的事情。唯一的影响是，我很早就知道我的人生是需要靠自己努力经营的。

父母各自有新家庭，他们很难顾得上我，所以我的学业和工作他们基本上不操心。去年我结婚了，我和妻子靠自己的努力买了房和车，没有向双方父母要一分钱。我们觉得这样挺好的，我们都不想依赖父母，也不希望父母依赖我们。

婚后，我和妻子生活得很幸福。我们没有婆媳关系或翁婿关系的烦恼。直到最近，我母亲又离婚了，她想搬来我家和我们一起住，她说等我们以后有了小孩她可以帮我们照看。可是我和妻子并不需要，因为我们都有不错的工作，有能力请保姆帮忙，所以我们并不希望和老人住在一起。我和妻子想了一个办法，就是为母亲租一间公寓，未来她可以随时来看望孙子，但是我希望平时可以互不打扰。如果她以后没有再婚，我们会支付合理的养老费用。

我把我们的想法告诉了母亲，她又告诉了我家的其他几个亲戚。这些亲戚给我打了许多电话，说我不接受跟母亲一起住就是不孝顺。我感到很生气，我认为母亲和亲戚都在道德绑架我，这让我既难过又愤怒。但是，我知道我没有做错。

从这个案例我们可以看出，小磊是典型的个人本位型。个人本位型的人和原生家庭的其他成员之间的边界感非常清晰。他们乐于偶尔享受与亲人之间的聚会，但是他们更享受亲人之间平时非必要不互相打扰的空间感。

个人本位观：个人本位型的人以个人的主观意愿为出发点，更看重自己的感受。他们不会因为原生家庭处境或者家庭成员的观念改变自我意志。他们独立自主，不需要依赖原生家庭成员，他们与原生家庭成员之间有很强的边界感。

过渡型

每次家人给我打电话，我都不敢接。我很难过，我希望……

小琴，女，29岁，公司高管。

去年因为工作原因，我从厦门调到了福州。福州是我的老家，我的家人都在这里，可是我希望离家越远越好。现在家人知道我调回了福州，经常有事没事找我帮忙，现在我连电话都不敢接了。因为我知道电话那头说的一定又是不好的、让我心烦的事情。

过去我和家人的感情很好，我也很喜欢他们，甚至愿意为他们付出我的一切。只要在我的能力范围之内，我的家人要什么我都会满足。但是2017年我结婚之后，一切都变了。

当时我本来打算和现在的丈夫分手的，可是我怀孕了。我想要分手的原因是他没有工作，也不去找工作，我对他很失望。可是，怪就怪我太马虎了，一方面没有避孕，另一方面怀孕很久了才发现。我的经期一直不太准，那次也只是以为经期推迟了而已。等我发现的时候已经怀孕八周了，医生告诉我孩子已经有胎心的那一刻，我愣了很久。后来，我还是决定留下这个孩子。

我以为怀孕之后丈夫会承担起作为一位父亲的责任，但他反而变本加厉。那段时间，他不仅不去找工作还整天在家打游戏，我越来越焦虑。加上怀孕后激素的变化和工作的压力，我整个人都快窒息了。

我想生完孩子就和丈夫离婚。考虑到我在公司的职位很高，已经分到了一些公司股份，加上我也有一些存款，我不想让这些钱被这个不争气的丈夫分走。所以我提出了先签婚内协议，但是他说什么都不签。那段时间我过得很艰难，然而就在我过得最难的时候，我原来全心付出的原生家庭也让我失望了。

有一次，我和丈夫闹得不可开交。我打电话给哥哥，希望他能来帮我撑腰。我告诉他，如果能有几个家人在我身边，我会更有底气。没想到哥哥竟然对我说："他打你了没有？打了我就去。"当时我对他失望极了。

我将注意力全部转移到了工作上，好在我的老板十分器重我，为了感谢老板对我的信任，即便怀孕了我也没有影响到工作。

后来，孩子出生了。因为婚内协议没有签成，所以我还得想办法维持这段婚姻。那段时间，我对丈夫"摆烂"的生活方式睁一只眼闭一只眼，不过心里还是默默地在为离婚后的生活做准备。

我希望妈妈或者姐姐可以过来帮我照顾孩子，她们只要把孩子带到上托幼机构就可以。我对她们说，我每个月会给她们一笔费用，不会让她们白帮忙的。我几乎是用恳求的态度跟她们说的，因为那段时间我过得太艰难了，我不能没有工作，也不能让丈夫那样的人带孩子。我的孩子要是在丈夫的身边长大，以后很可能也成为他那样的人，这个后果我接受不了。

可是，妈妈和姐姐都拒绝了我，她们都有听起来冠冕堂皇的理由。从那一刻起，我开始恨她们了。

现在，我和丈夫因为各种原因还没有离婚。我的原生家庭都那样对我，我又能对别人有什么高期待呢！

调回福州之后，我以为家人会有自知之明，以为他们知道我记恨他们在我最困难的时候没有伸出援手，没想到他们完全没有把这些事放在心上。他们继续向我索取，问我借钱，要我帮他们安排工作，要我承担父母的医药费。

我知道这其中也有我的原因，因为我过去对他们太好了。无论是精神上还是物质上我都对他们有求必应，他们已经习以为常，开始变得贪婪，把我对他们的好视为理所当然。

不过，以后不会了。我开始拒绝家人的不合理要求。比如，妈妈总是要我帮扶哥哥，我开始拒绝了；过去我总是大包大揽，独立承担父母的医药费，现在我会要求和兄弟姐妹平摊这些费用；过去他们借的钱不用还我，现在都是需要还的，等等。家人都说我变了，确实，我变了。我变得不像以前那样对他们有求必应了，我变得希望家人也可以回应我的爱了。如果他们不接受我的变化，我可以一辈子和他们保持距离。

我现在和家人的关系变得尖锐起来了，不过我并不介意，也懒得介意了。现在，我只希望可以将福州的公司整顿好，然后回厦门。之前，我总跟身边的人说我不喜欢福州是因为我更喜欢厦门的文化氛围。但是，我现在发现，我只是想要离家人远一些。

如果某一天我又愿意和家人亲近了，可能就是他们知道何为"互相"的那一天吧！

从这个案例我们可以看出，小琴属于家庭本位型过渡到个人本位型的过渡型。离家人越近，她越感觉焦虑。她在深刻认识到亲人之间也需要互相给予爱之后，拒绝了单方面的付出。这个过渡期可长可短，就看她家人的觉悟了。如果她的家人还是像以前一样对她，我也觉得她离家越远越好。但是这里的"远"不仅指物理距离，更指的是心理距离。

过渡型：在从家庭本位型过渡到个人本位型的过程中，他们往往会经历一个十分艰难的阶段，会出现内疚、不安、矛盾的情绪。他们以前为原生家庭付出了许多的时间、精力、金钱，直到有一天感到力不从心。慢慢地，他们会在和家人相处的过程中变得尖锐，常常因为没有人能够理解而感到委屈。直到过渡成为混合型或者个人本位型，他们的这些情绪才能得到缓解或者消退。

混合型

案 例　　　　　　　　　　　　　　● ● ●

我爱我自己，我也爱我的家人。我不再为此难过，因为我的心中已经有了平衡。

小燕，女，30岁，教师。

我从小就知道我是父母捡来的孩子。我的养父一只耳朵听不见还瘸着腿，养母有精神分裂症，一只胳膊还有残疾。其实，这都没什么。我是捡来的也没关系，养父母不体面也没关系，至少他们给了我一个活下去的机会。而且在那个年代，这种事情也很常见，我只是众多被抛弃的孩子中的一个而已。

我也并不是完全不幸运的，听说有的亲生父母对孩子都不好，而养父母对我非常好。虽然养父有残疾，但是他是我见过最善良、最正直的人。他宁可自己吃亏也不能让别人吃亏，所以他确实吃了一辈子的亏，他的兄弟姐妹都可以来占他的便宜，但他也觉得没关系。可能对他而言，兄弟姐妹能占他的便宜，代表他是有价值的吧。

为了表达对养父母的尊敬，下面我就直接称他们为父亲和母亲吧。

还有一件幸运的事，后来父母生下了弟弟。这件事最开始对我而言好坏参半，不好的是，母亲虽然有时候神志不清，可是她还是很清楚谁是她亲生的，好吃和好玩的东西她都会留给弟弟。当然我也委屈过，因为我和弟弟的年龄相差不大，弟弟出生时我也还是个孩子，我也喜欢好吃和好玩的东西。而相比之下，父亲就公平很多了。可是后来，我觉得父母生下弟弟是一件好事。

前些年父亲去世了，我在这个世界上又少了一位亲人。那段时间可以说是我生活中的至暗时刻。那时，我刚结婚，还怀着孕，面对父亲的突然离世，我不知道用什么样的心情去面对。我不知道是为了保护自己还是孩子，我没有去参加葬礼。原来，面对最爱的亲人的葬礼，人是会回避的，因为我的心里不愿意接受他离开的事实。那段时间我的心情很复杂，我被内疚和自责包围着，幸好丈夫一直陪着我，这也算是我的另一件幸运的事吧。

父亲去世之后，我不得不思考死亡这个课题。我想，如果哪天母亲也去世了，这个世界上至少还有一个我在意的亲人——弟弟。

从小我就被家里的亲戚道德绑架，他们让我一定要回报父母，我听得耳朵都快长茧了。虽然不乐意，但我还是践行着这些根植在脑海中的观念。我早早就辍学给弟弟挣钱交大学的学费；家里的开支绝对可以把我的口袋掏空；我选丈夫都要被迫选离家近且不嫌弃我父母的对象。

您看，家庭本位这方面我做得非常好。但是，人也有累的时候，我也有个人本位的需求。我也盼望弟弟可以帮助母亲，毕竟他现在 27 岁了，我们是不是可以一起分摊责任了呢？现在我有自己的丈夫和孩子，我不仅是我母亲的孩子、弟弟的姐姐，也是孩子的母亲。

我不是想用传统观念"绑架"弟弟，而是希望那些亲戚们不要认为我是捡来的就有义务一辈子充当工具人，放弃自己的生活，屏蔽自己的感受。

不过，如果母亲和弟弟真有什么事，我还是做不到不管不顾。我能做的只有平衡家庭本位和个人本位的角色。

在我看来，有一层家庭本位的角色也挺好的，因为这个世界上有几个让我在意的人，我就不会太孤独。我和弟弟之间能互相关心，让我感觉还是挺幸福的。与此同时，还有一层个人本位的角色也挺好的，因为我需要照顾好自己，为自己而活。

所以，从今以后，如果母亲和弟弟需要我，我会量力而行，但再也不会像以前那样勉强自己了。我会在安顿好自己的前提下，为他们尽一份心意，让家人感受到有人在意他们就够了。但是，我会更加关怀好自己。

从这个案例我们可以看出，小燕属于家庭本位型和个人本位型的混合型。混合型是四种类型中最和谐的一类，一般都是从前三种类型发展而来的，他们经历了内心的矛盾和拉扯，最终达到了和谐状态。

混合型：混合型介于家庭本位型和个人本位型之间，他们既需要原生家庭的存在给自己提供价值，也希望自己可以相对独立自主。他们能够很好地平衡家庭本位的自己和个人本位的自己之间的关系，可以自由地从原生家庭中获得养分，也可以在独立自主的过程中感到喜悦。

▼ 情绪疏导

接受自己对亲人的担忧和在乎，也允许自己有不好的情绪。因为好的亲情是世界上最美好的事情之一，亲人之间的互相关爱是世界上最美好的乐章。

对于家庭本位型的家人，我们可以多表现一些家庭本位的角色，以此去传递心中的情感。对于个人本位型的家人，我们可以让亲人彼此之间多一些空间。不必希望家人都和自己一样，也不用勉强自己和家人一样，你不必觉得自己应该怎么做，这个世界上并不存在应该不应该的事情。

亲情也是需要互相给予的。如果一方不停地付出，而另一方不停地索取，这个关系迟早会失衡。所以，我们需要根据不同类型的亲人，给出适合的爱。

▼ 心理锦囊

从心理学的角度来说，对于结婚之后的群体，心理学家普遍建议与原生家庭保持一定的心理边界感，这有助于提高他们未来生活的质量。与原生家庭之间做到亲密而有界限，对于提高生活的幸福感有帮助。

▼ 正向心理暗示

如果你存在以上案例中类似的情况，你可以尝试正向暗示自己，修改原有的神经语言程序，建立有助于心理品质提升的神经语言程序。你可以将自己想象成一株杜若，允许自己从家庭中吸收养分、向家庭供给养分。有效的正向心理暗示是：我就像杜若一样，可以与自己的生存环境保持亲密而有界限的关系。

友情命题

友情升华三部曲

案 例 ● ● ●

朋友对我说，我对她倾诉的事情给她带来了很大的烦恼。我很难过，我希望……

小然，女，28岁，家庭主妇。

我和晓晓的友情已经有十几年了，过去我们无话不谈，什么都会告诉对方，但是现在我们之间好像隔着一堵无形的墙。我们的关系变得疏远了，我和她彼此在意，但又没那么在意。我们有各自的生活圈子，我们的观念也发生了变化，变得不同了。

有时候我亲近她，她却对我不冷不热。我发现她在需要我的时候才会出现，等到她说完想说的事情后就消失了。这一点让我很难过。

我建议小然和她的好友晓晓分别思考以下这几个关于友情的问题，答案要分别写给对方。写完后，她们可以互相探讨答案，这样有助于她们了解对方，升华这份友情。

友情升华小问题：

（1）我们俩相处的时候，谁比较主动？

（2）我们俩相处的时候，谁更愿意倾诉？

（3）你认为我了解你吗？

（4）你认为你了解我吗？

（5）在你和我的相处中，哪一次你最不舒服？

（6）你和我相处得最开心的是什么时候？

（7）你最喜欢什么样子的我？

（8）你希望我们之后应该怎么相处？

（9）你能想象一下我们老了之后的友情是什么样子的吗？

小然的答案是：

（1）和你相处的时候我比较主动。

（2）和你相处的时候，我更愿意倾诉。

（3）我认为你一直都很了解我。

（4）我认为我现在没那么了解你了。

（5）和你相处时不止一次感到不舒服，是很多次都不舒服。特别是我们聊天的时候，你总是会突然消失，这让我感觉很不舒服。

（6）和你相处得最开心的时候是上学时，我们一起逛街、一起玩。

（7）我最喜欢你温柔地专注思考有关我的事情的样子。

（8）我希望我们以后可以像以前一样，亲密得无话不说。

（9）我希望我们老了以后还可以一起旅行。

晓晓的答案是：

（1）和你相处的时候我比较主动。

（2）和你相处的时候，你更愿意倾诉。你有时候会频繁地说同一件事情，给我带来了很大的烦恼。

（3）我认为你不是很了解我。

（4）我认为我一直很了解你。

（5）和你相处最不舒服的是你总是一直说你的事情，不太关心我的想法。

（6）和你相处得最开心的时候是你工作时，下班后我们一起寻找美食，每次都很开心。

（7）我最喜欢你尊重我想法时的样子。

（8）我希望我们老了以后还可以一起结伴游玩，一起旅行。

从以上几个问题的答案中我们可以看出，这份友情存在一定的问题，需要她们去改善。通过她们写下的答案，能帮助她们保持彼此让对方感觉好的部分，也有助于她们发现问题、解决问题。

小然和晓晓分享了彼此的答案，两人都感到很吃惊。原来她们都以为自己是主动的一方，然而在对方看来自己是被动的一方。

在后来的咨询中，小然告诉我：

当我知道因为经常说自己的事情而给好朋友带来了很大的烦恼时，虽然很难过，但是我明白自己的确需要做出改变。

晓晓认为我在结婚之后留给她的时间很少，我更关心我的丈夫。每次我和丈夫吵架了，都会向她诉苦，而我却很少问她现在过得怎么样。当我说关于婚姻的事情时，晓晓都会劝我，告诉我不能结婚之后就不工作，除了婚姻，我还需要有别的重心。她认为如果我将注意力全部放在丈夫身上，生活便会失去平衡。

晓晓现在是单身，她更喜欢独立自主，不依靠男性。我知道她说得很对，可是家庭主妇也是一种职业，不一定比在公司上班轻松。我和丈夫只是分工不同，并不代表我是在依赖他，我不喜欢她看低我现在的选择。

她告诉我，我结婚之后的两年，给她的感受是每次都在诉苦，但又从来不做出改变。她可能对我有些失望吧，这就是有时候她不想和我继续聊天的原因，这也是这几年我们渐行渐远的原因。我们都有做得不好的地方，而我的问题更大。

在和她的相处过程中我太自我了。我不停地说关于自己的事情，却从来没有问过她过得好不好。我只在自己心情不好的时候找她。我一直问她的看法，却不告诉她我的选择是什么以及为什么这么选择。

她和我相处时，只要我不问，她就不会主动说自己的事情。每次的话题基本都围绕着我。其实，我也希望她可以说说自己的事情，希望她可以尊重我的决定。因为我很在意她的看法，所以我虽然知道家庭主妇也是一种职业，但是有她的观点在，我总是没有办法安心地生活。

这次咨询之后，我建议小然将对我说的想法告诉晓晓，后来她确实这么做了。

再后来，小然跟我反馈说，她现在与晓晓的关系比上大学时更好了。她们会自由地说出自己的想法，对方也不会批判自己。她喜欢这种友情。

现在，小然在做家庭主妇之外，还在网上找了一些兼职。

小然感慨地说："我和丈夫都不打算生孩子，所以之前我的确把全部注意力都放在丈夫身上了。丈夫从没嫌弃过我没有工作，反而是我因为没有工作而始终没有安全感。现在，丈夫每月会给我一份作为家庭主妇的工资，我也兼职赚点外快，偶尔和晓晓相约一起吃饭。我和丈夫也很少吵架了，现在的生活真的很美好。"

▼　心理锦囊

如果你在杜若期的友情也存在像案例中主人公一样的困扰，可以采用以下友情升华三部曲。

1. 能意识到问题。

2. 通过提问细化问题。

3. 互相表达自己的感受，达成在相处过程中尊重对方、不批判对方的共识。

▼　正向心理暗示

如果你存在以上案例中类似的情况，你可以尝试正向暗示自己，修改原有的神经语言程序，建立有助于心理品质提升的神经语言程序。有效的正向心理暗示是：我就像杜若一样，只要我能和谐友善地与他人相处，他人就会回馈和谐与美好。

· 杜若期的心理品质提升训练 ·

在杜若期的部分，你已经在不同的命题中做了正向的心理暗示，下面你需要再进行以下的放松训练和强化训练，帮助正向暗示对你持久产生作用，让这些正向的声音有效地泛化到你生命中的各个环节，从而达到稳定提升心理品质的作用。

第一步：放松训练

下面的放松训练有助于你建立和杜若之间的连接，目的是提高你在平时生活中练习的质量。只要你经常将杜若作为放松的暗示载体，那么在接下来的生活中，看到"杜若"这个词，或者看到描绘杜若的图，你就能很快进入放松且愉快的状态。

放松训练的内容：

请你在舒服放松的环境下，轻轻地闭上眼睛；先请你做五组深呼吸。一呼、一吸为一组。每一组呼吸做完你都感觉自己更放松了一些。你可以慢慢地感受着浑身放松的感觉。等你做完五组深呼吸后，请你带着这种放松的感觉，在脑海中勾勒出杜若的样子。现在你就是这株杜若，此刻你在山谷林之中。你正值花期，散发着迷人的香气。在茫茫花丛中，你是一株具有疗愈自己和疗愈他人的杜若，你显得格外高大。你感受着大自然的馈赠，慢慢地舒展着自己的身姿。你慢慢地绽放着，每一次向外延展，生命力就更加旺盛。现在的你，感觉周身都具有活力。以后，每当你看到或者想到杜若时，都会感到自己稳定地充满着力量。

第二步：强化训练

你可以将杜若设置为手机屏保，或者将本书书签的杜若图片裁剪下来随身携带。请你在杜若的图片上写上有助于你心理成长的关键词，每天早晚各用 1~5 分钟进行强化训练。坚持 3 个月之后，你会收获一种笃定感和力量感。内容可选择以下你需要调整的命题的建议暗示语。

杜若期常见的 2 个心理命题：

1.确定感——自我关怀，价值内求。如果你到了人生的这个阶段，还经常找不到自己的位置，不确定自己是否值得被爱，你就会从外界寻找确定感。也许是通过伴侣，也许是通过工作。而外求是无止境的，内求才是自我救赎的关键。内求最关键的是需要我们在心中安放一根"定海神针"。这个"定海神针"是让我们在已取得的成果的基础上向外延伸发展的中心轴，这个中心轴可以很好地帮助我们夯实心中的堡垒，找到确定感，收获幸福感。

你可以选择在心中的"定海神针"上刻上个人理想。请注意，这个个人理想一定是关于内在品质的。比如，我给自己刻上的是：正直、良善、发现美。这个"定海神针"帮助我度过了许多迷茫的时光，帮我建立了确定感。无论我在生活中遇到了什么困难，都会有个声音告诉我：你是一个正直、善良、善于发现美好事物的人。你还可以寻找自己认可的文字刻在心中的"定海神针"上，让这个心中的中心轴帮自己稳定情绪。

关于通过内求获得确定感，我的建议暗示语是：从现在开始，我不再需要通过外界的肯定来证明自己的价值。我的存在本身就已经有价值了。从现在开始，我会多关注自己的内在品质，淡化物质层面对我的影响。一段时间之后，我会不再那么紧张，生活也会更加轻松。

2. 意义感——我可以自由定义我的人生意义。如果你经常因为存在的意义而烦恼，去帮助他人是能快速找到意义感的途径，哪怕是一件很小的事也可以。当你某天对一个人露出了善意的微笑，并向对方传递了善意时，这一天对你来说就是非常有意义的。

如果你觉得自己没有助人的能力，那么你需要尽快找到自己的兴趣爱好。因为兴趣爱好可以给你带来喜悦和放松的感觉。只要有一件事能够让你感到快乐，那么这件事就是好的事情，是对的事情（违法犯罪的爱好除外），是有意义的事情。当你在做有意义的事情时，你就能感受到自己存在的意义。

关于寻找意义感，我的建议暗示语是：从现在开始，我可以自己定义人生，我的人生是否有意义并不重要，因为当我思考这个问题时就已经具有了意义。持续自我暗示一段时间之后，你会收获豁达感。

上文列举了两个常见的杜若期的命题，如果你存在其他的命题，也可以使用以上的方法进行练习。你只需将希望出现在自己身上的心理品质与杜若进行关联，然后频繁进行心理暗示，给大脑传递该信息，这样就能实现你想要的结果。当然，放松训练和正向暗示的频率是关键。你需要先做放松训练，建立起杜若与自己的连接，再利用想象和文字及图像的视觉刺激进行正向心理暗示，并持续练习，你会发现你的一切都在往好的方向发展。

4

第四部分

白英期

成年关键期（33~38 岁）

33~38 岁的主要成长命题是：平衡感、满足感与探索欲。

33~38 岁的主要心理成长方向是：沉淀与积累。

如果将 33~38 岁的人比喻成大自然的某种植物，我认为白英最为适宜，所以我选择将白英作为积极心理暗示的媒介。

白英生在海拔 600~2800 米的山谷草地、路旁或田野边。它们喜欢温暖湿润的环境，但是不喜欢水涝。除此之外，它们耐旱也耐寒。它们对土壤的要求并不严格，就像白英期的成年人一样，他们适应性强，能够适应各种环境，但是如果出现极端的情况，也会受伤和感到挫败。

白英具有很高的药用价值，有关白英的最早文本记载在《神农本草经》中。在《神农本草经》中，白英被列为药中上品。它对人体解毒消肿、清热利湿有显著的效果，也常用于治疗风湿性关节炎、胆结石、胆囊炎、淋病、黄疸等病症。白英以全草及根入药，在临床上对于癌症的治疗有一定的疗效。33~38 岁的人就像白英一样，具有很高的价值，他们作为社会的中流砥柱，有着不可动摇的地位。

33~38 岁的人已经有了许多经验和成果，但是他们并不满足于现状。他们希望自己能有更大的突破，但是也常常感到疲惫，渴望休息和放松。然而，由于刚走到人生的中间阶段，他们又不允许自己放慢脚步，常常会被渴望停下来和必须前行这两种感觉拉扯，有时会失去平衡。

他们要做的是在内心世界中建构一个港湾，在港湾中建立一座岛屿，这座岛屿上已经有通过许多年的努力而得到的结果，包括精神和物质的成果。每当他们想到自己心中的岛屿时，就可以感受到自己的精神和物质的沉淀，从而感到满足。同时，在此基础上，他们也愿意每天离开心灵港湾，去外部世界探索新的事物，将在外界获得的收获带回自己的岛屿上。慢慢地，他们会形成既知足常乐又持续探索的可持续发展的状态，这能促使他们稳定地度过人生的这个阶段。

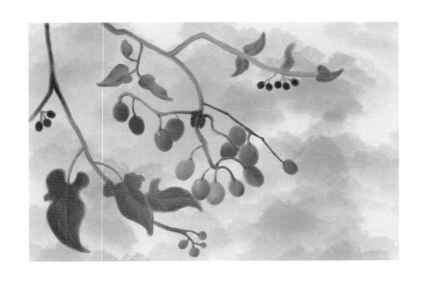

〈白英〉

原本象征：珍贵与成熟。

心理象征：成果、沉淀、涵养。

这个年龄阶段的状态：积累与不满足。

颓丧期和力量期

案 例

● ● ● ●

连续两次生病以后，我开始总担心自己会生病，频繁去医院检查。我好累，我希望……

小宣，女，33 岁，研究员。

小宣：在国外读完博士之后，我回到了南方工作。到了南方之后，我发现这里的蟑螂特别大，第一次见到的时候我吓了一跳。那天我一晚上都没睡好，总担心蟑螂会爬到床上。第二天起床，我立刻把家里全部打扫了一遍，但还是不放心，总觉得这些蟑螂会爬到杯子里或者衣柜里。虽然我知道蟑螂不会伤害我，但是我就是做不到不去在意这件事。我担忧了很久，知道我需要找专业人士来帮助自己处理这个问题了。

我："嗯，我大致了解你目前的情况了。通常情况下，一个问题的产生一定是有预兆的，你在担心这件事之前是否有持续担心过别的什么事情呢？"

小宣："你这么说我想起来了。有段时间我特别害怕自己生病。那几年我经常去医院，去的次数比身边的人多得多。"

我："嗯，那么那段时间你检查出什么疾病了吗？"

小宣："没有，我的身体没有什么问题。之前虽然生过两场大病，但是后来都康复了。不过，那两次生病间隔得太近了。所以，从那之后，我总是担心自己再生病。于是，我频繁去医院做检查，确认自己是不是生病了。听到医生说我没生病，我有时候还不信，又多去了几家医院，找不同的医生检查，一般至少要有 3 个医生都说我没病时我才放心。"

我："你是从什么时候开始不相信别人的呢？"

小宣："从很小的时候吧。我最不信任的人就是我的妈妈，她总是对我的身体漠不关心，而她对我的堂哥和表姐却比对我都好。"

我："这的确是一个原因，除此之外呢？长大之后你有没有经历过一些事物促使你不信任别人呢？"

小宣："有。前两年，我的一个研究成果被老板偷走了，让我耿耿于怀。但因为我不想惹事，所以选择了沉默。"

我："你是否很担心自己没有能力将工作和生活经营好？是否特别害怕自己会受伤？无论是精神上还是物质上。"

小宣："对，我很害怕。我感觉自己没有力量了。"

我："真的一点力量都没有吗？你的专业能力呢？"

小宣："专业能力还是有的，大家都说我的专业能力很强，很有天赋。"

我："你需要多进行自我肯定。你不需要看轻你拥有的能力，它是你的力量来源。你需要区分自己的能力和职场上的不公平。"

小宣："是啊。我总是只看到危机，而看不到已经拥有的部分。我和丈夫的感情很好，但是我却整天想着自己生病的事情。我每天都会问他我们的床上会不会被蟑螂爬过，他也很崩溃，我很内疚。"

我："没关系，你可以尝试和你的丈夫谈谈你的感受，寻求他的理解，同时，你需要接受自己在这个阶段的焦虑情绪，这对你的康复有帮助。在接下来的咨询中，我们会集中探讨你的那些不合理的信念。但是，最重要的是你要肯定你这 30 年来合理的信念，作为康复的积极资源。"

此后，小宣又在我这里咨询了一段时间。让我印象最深刻的一段话是："道理我都明白，但就是做不到。因为说到和做到之间隔着一条长河，这条无形的长河阻碍了我的脚步。我不敢渡河，因为我不知道河里是否有看不见的风险。我同时又知道必须跨过这条河。这两个念头在我的脑海里不停拉扯，让我无所适从。"

面对疾病感到的焦虑以及因此产生的颓丧感，我们需要看到自己具有力量感的部分。我们的心理状态是动态的，颓丧期的人也有具有力量的时刻，反过来，力量期的人并非持续存在力量，他们也经历过失去力量的时刻。

处于颓丧期的表现：处于颓丧期的人经常感到自己处于抑郁、焦虑、恐惧的情绪中。他们常常陷入自责，认为自己不能像其他人一样正常地应对生活中的考验。偶尔充满力量的时刻出现会让他们看见希望和曙光。但是每当希望之光黯淡下去，他们则会陷入更深的颓丧感。他们对自己有很高的期待，不愿接受失败，而且会将一次失败当成长期的失败。

处于力量期的表现：处于力量期的人善于发现自己的优势，并能将能力泛化到生活和工作等方面。即便他们有些部分做得没那么好，也会认为自己只要通过学习、反思和总结，就能掌握这部分知识。即便暂时遇到挫折，他们也只会暂时陷入颓丧，在短暂的难过之后立刻振作起来。他们会将失败当作暂时的。处于力量期的人的内心是平和的，他们情绪稳定，遇到问题时会想办法解决。

▼　情绪疏导

案例中的小宣受过高等教育，在她从事的领域里是一位专家。可是，在疾病面前人人平等。她之所以会从对疾病的焦虑演变成疑病症，是因为她抗拒生病这件事发生在自己身上，而这一点并不理性。

我们需要意识到，生老病死是一件自然而然的事情。随着年龄的增长，疾病无可避免会发生，没有人可以例外。我们需要坦然接受自然规律，才能抱有豁达的心境享受活着的每一天。

在我们人生不如意的时候，需要意识到人的心理是动态的。案例中的小宣需要调整心态才能慢慢走出负面情绪，走向具有力量感的状态。

1. 接受人生某个阶段的颓丧状态。

2. 看见自身具有力量感的部分。

3. 放弃求证，转为向内寻求安定感。

4. 接受已经发生的事情，学会维护自己的权益。

5. 关怀自己，减轻压力。

6. 放下心中的包袱，看见自己已经收获的部分。

7. 停止无意义的联系，直面内心的核心命题。

▼ 正向心理暗示

白英期的成年人已经结出了果实，我们需要多看见自己已经取得的收获。我们不必总是担心冬天的到来，而要更期待春天的来临。如果你存在以上案例中的类似的情况，你可以尝试正向暗示自己，修改原有的神经语言程序，建立有助于心理品质提升的神经语言程序。有效的正向心理暗示是：我无须只考虑万一，而应多考虑一些。我担心的不好的事情大多都不会发生，但如果真的发生了不好的事情，我相信自己有能力应对。

事业命题

案 例

● ● ●

我的公司倒闭了，我负债几百万元。我很担心别人看不起自己。我很难过，我希望……

穆先生，38 岁，创业公司老板。

我知道金钱"生不带来，死不带走"，但是我对于金钱的执念依然很深。对我而言，金钱不但可以解忧，还可以买到快乐。这么想或许很俗，但是这个念头几乎成了我全部的信念。

这种信念有利也有弊。因为有对金钱的执着，所以我曾经赚了不少钱，我没日没夜地思考怎么把公司做大做强，在 30 岁之前我就已经有几千万身家了。那个时候，我意气风发，好不威风。几千万对于现在来说不算什么，对于我这个从农村走出来的大学生来说，非常了不起。这就是对金钱抱有很强烈的执念给我带来的好处。

对金钱抱有的执念给我带来的坏处是在我事业受挫之后显现的。我之前的公司因为种种原因被市场淘汰了，我没有来得及转型，导致公司的资金链断裂，加上又打了几场官司都失败了，我摔了一个大跟头。那段时间我变卖家产，但还是有几百万的债务没还清。从那之后，我一蹶不振，想死的心都有。但是想到妻子和孩子，我知道自己不能那么做。

那段时间，我每天都在担心会被人嘲笑，甚至还出现过一段时间的幻听。我总感觉自己走到哪都会被人笑话，所有人都看不起我。有时候我在家里还能听见别人在笑话我。那几年我不敢回老家，害怕回去会被村里的人笑话。不过，幸好我有一位好妻子，她对我不离不弃。在我最艰难的时候她告诉我，哪怕把我们住着的房子卖了，我们出去租房子，她也愿意跟着我吃苦。

在妻子的鼓励下，后来我重新开始创业了。因为严格执行"开源节流"的原则，我之前的负债也还得差不多了。有负债的人一定要有决心和毅力，不能因为欠款多就自暴自弃。以前每次到了要还款的日子，我都会十分痛苦，我害怕收到催款的短信，那些短信让我感到自己每天都活在水深火热中。好在我从那个阶段走出来了，马上就要无债一身轻了。虽然过程十分艰难，但是希望也到来了。只要我不放弃，就会有转机。

不过，现在的我有时候还是会出现幻听，虽然次数比以前少了，但是我还是觉得不出现是最好的。所以，我来做心理咨询了，看看有没有办法解决这个问题。只要解决了这个问题，我相信之后就能东山再起。

案例中的穆先生从挫败期逐渐走向了关键期。

挫败期的表现：处于挫败期的人把事业排序放在所有事情的首位。他们对事业寄托了许多幻想，一旦幻想破灭，他们便难以承受。在挫败期，他们会觉得所有人都看不起自己，然而这只是一种臆想，是因为自己全盘否定了自己，所以才产生了对他人的揣测。其实，我们除了对于爱自己的人而言是重要的，对于其他人而言我们并没有那么重要。其他人并不会整天议论我们，因为他们还有自己的麻烦事要处理。

关键期的表现：处于关键期的人善于利用挫败期经历的失败总结经验教训，为关键期所用。他们心怀希望，相信自己通过努力可以成功度过挫败期。就像案例中的穆先生一样，虽然在挫败期他也想过放弃，但是他努力践行"开源节流"的原则，慢慢地帮自己走出了负债的困境。"开源节流"在事业关键期是必须坚守的重要原则，它并非仅仅适用于负债的情况，而是对于公司经营和个人财富积累都具有十分关键的作用。

▼ 情绪疏导

在第一次心理咨询之后，穆先生向我反馈，说他感觉好多了。虽然问题还在，但是他的心理负担减轻了很多。我想，最重要的原因是他看见了问题所在。在人生的这个阶段，许多人认为生命的乐趣是去发现自己的心理为什么会发生不同的变化，这种求真的心态是白英期的成年人获得智慧的最佳途径。如果我们能将人生的每一段逆境都当作获得智慧的机会，就能很好地用发展的眼光看待自己，不再受困于负面情绪中。

▼ 心理锦囊

对于处于事业关键期的人来说，最重要的一点是要重新审视自己和金钱的关系。在事业关键期，如果将金钱看得比自己还重要，心理会失衡。我们需要意识到，人生到了最后没有什么是不会失去的。金钱生不带来，死不带走。虽然金钱能给我们带来安全感和物质上的满足，但它的重要性不能凌驾于人的本身之上。如果穆先生依然保持过去经营公司的心态，将金钱看得比人重要，他依然会出现心理危机，例如他目前出现的幻听就是压力太大的表现。他需要做的是与幻听相处，任其自然来去。慢慢地，幻听的情况便能减轻。

"顺其自然，为所当为"是心理学中森田疗法的重要观点。森田疗法鼓励焦虑的人带着焦虑去生活，继续完成自己需要完成的事情，哪怕只是一件很小的事情。这样持续下去，之前的焦虑便会慢慢减轻。

我们需要学会关怀自身，将所有事情重新排序，把金钱放在自身之后。虽然金钱也很重要，但是重要的程度一定不能超过自身。如果穆先生能做到以平衡的心态去经营公司，那么他既不会像以前那样因为对金钱的欲望太强使自己惹上官司断送了前程，也能在之后经营公司时保持理性和清醒，使公司走上可持续发展的道路。长远来看，只有看淡金钱，才能更好地掌控金钱，而不是被金钱掌控。

▼ 正向心理暗示

如果你存在以上案例中类似的情况，你可以尝试正向暗示自己，修改原有的神经语言程序，建立有助于心理品质提升的神经语言程序。有效的正向心理暗示是：我就像白英一样，拥有让自己从容发展的能力。

爱情命题

困难型和和谐型

案 例

结婚8年，我和丈夫一直过着无性婚姻生活。我很难过，我希望……

房女士，35岁，自由职业者。

结婚前，我们的夫妻生活十分和谐，可是，结婚后的第二年就变了。现在想想，婚后的第二年每次还是由我主动，但也才只有几次。之后的几年，基本上一年都不会有一次。现在，只要我和他说起性方面的问题，他就会回避。他要么躲进书房，要么出门逃避。

刚开始，因为我平时要照顾孩子，所以没有把注意力放在这件事上。我以为孩子长大后会好一点，但根本不是我想象中那样。我十分气愤，不知道为什么会变成这样。前几年我会把原因归结于他的工作压力大、婚后没激情、我失去了魅力等，不断找理由为他开脱，帮助自己维持这段婚姻。

这两年，在夜深人静的时候，我会上网查找一些资料，发现网上和我的情况相同的人很多，我也慢慢接受了无性婚姻的事实。我认为没有性的婚姻也是能继续的，直到我认识了一个新朋友，她击垮了我建立的心理堡垒。

这个朋友叫小羽，她是我在小区业主群认识的。我们住在同一个单元，孩子的年龄也差不多，我和她都是自由职业者，所以我们之间有很多话题，也很聊得来。于是，我们成为无话不说的朋友。

有些事憋在心里很难受，所以某天当孩子们在小区游乐园里玩耍的时候，我和小羽聊起了我和丈夫的事情。她很吃惊，告诉我，她和她老公的性生活十分和谐，并没有因为孩子、结婚时间长、工作压力等变得不和谐。她和她的老公都觉得夫妻之间的性生活是一件非常解压和美好的事情。

听到她的话，我后退了几步，特别不礼貌地从上到下打量着小羽，然后抱歉地对她说："对不起，我真的不明白我怎么了，只能归因于我没有魅力了，所以老公对我提不起兴趣。你看看我，是不是让男人看着索然无味？"

小羽噗的一声笑了出来，对我说："当然不是。说实话，我没你漂亮吧。问题并不在于你的相貌，是你们对性的观念出了问题。要不，你俩找心理咨询师聊聊这事，不然再这么下去你们的夫妻感情会受到影响的。"

所以，我就来找您了。不过，我的丈夫还是不愿意来咨询，他觉得心理不健康的人才需要心理咨询，我怎么劝也没用。我告诉他，许多人对心理咨询有误解，以为有了十分严重的心理疾病才需要求助心理咨询，其实并不是，心理咨询也是为人际关系出现问题的、心里有负面情绪的正常人服务的。不过也正常，他总是回避问题。

从房女士的描述来看，我可以清楚地得出结论。在房女士的婚姻中，性的部分属于困难型，而她的朋友小羽则属于和谐型。

决定婚姻幸福的五大因素有：情感因素、性爱因素、教育因素、经济因素、社交因素。

困难型的亲密关系会缺少两个或两个以上的因素。从上述案例来看，房女士与丈夫之间缺少了性爱因素，加上因为性引发的沟通问题，情感部分出现了受损的情况。

和谐型的亲密关系只缺少一个或不缺少因素。从上述案例来看，因为有关房女士的朋友小羽的信息不足，我暂时推测小羽的婚姻不缺少因素，或仅缺少一个因素。

为什么缺少一个因素依然可以和谐？这是因为没有绝对完美的婚姻，大多数人的婚姻总会缺失某个因素，但是从心理学研究的调查表明，缺失一个因素并不会在很大程度上影响婚姻的和谐程度。

▼　情绪疏导

相对于西方社会，中国对性的问题比较保守。虽然随着时代发展，许多人对性的认识更加科学且开放了，但是仍然有很大一部分群体对此言辞闪烁，避之不及。如果在婚姻中，一方出现了性方面的困扰，则需要及时去医院，或者寻找心理咨询师，这才是解决问题的开始。

房女士先要接受婚姻缺失某个因素是比较常见的这一事实，这能帮助她减少许多负面情绪。然后，再着手去处理婚姻中出现的问题。

▼　心理锦囊

从房女士后续的咨询过程中我了解到，她结婚之后，在某次与丈夫发生性关系的过程中，丈夫出现了阳痿的情况。

从那之后，房女士丈夫的心理负担很重，所以不愿意再尝试性活动了。在停止性活动很久之后，房女士很委屈也很愤怒，所以会经常指责丈夫的性能力差、不像男人、自私、不考虑他人感受等，这些话不仅对婚姻中的性生活没有帮助，反而会起到反作用。总结了其他类似案例中的情况，心理咨询师发现了一个共同的模式，即妻子指责、丈夫回避。这种不健康的模式是导致夫妻关系出现更大问题的主要原因。

结合案例中的情况，夫妻之间如果男方出现性障碍，有效的调节方式如下。

1. 排除丈夫生理上存在问题。观察丈夫是否有正常的晨勃和晚勃，如果有，则可以直接排除生理问题。反之，则需要去医院治疗。

2. 解决心因性性问题。从性心理学的角度来看，男性出现性功能障碍较普遍的原因在于"旁观者视角"。旁观者视角指的是，男性在从事性活动的时候会分化出一个旁观者来审视自己的表现，如果表现得好，他们会对下一次性活动更有信心，而如果表现得不好，他们会回避下一次性活动。有的男性没有科学认知，加上妻子给自己的负面反应，会加重他们的心理负担，形成长期的性障碍问题。有的男性能及时调整并客观认识到，偶尔的状态不好并不意味着什么，甚至是一件十分正常的事情，这样就能顺利度过性心理危机。

3. 提高夫妻性活动的科学认知。案例中房女士的朋友小羽和小羽的丈夫的性观念十分健康，值得我们学习，即夫妻之间的性活动是一件非常解压、放松、美好的事情。

▼ 正向的心理暗示

如果你存在以上案例中类似的情况，你可以尝试正向暗示自己，修改原有的神经语言程序，建立有助于心理品质提升的神经语言程序。白英期的群体善于发现问题和解决问题，我们需要善用内在的积极资源。有效的正向心理暗示是：我就像白英一样，在爱情中无论发生好的或者不好的事情，我都可以完善自己，探索关系中更多的可能性。

亲情命题

停滞型和明确型

案 例　　　　　　　● ● ●

孩子对我充满敌意，甚至不想见到我。我很难过，我希望……

小源，女，36 岁，甜点师。

说实话，我对甜品比对孩子有耐心。我十分享受做甜品的过程。看着甜点一步步从原材料到色香味俱全的成品的过程，我非常有成就感。但是，每当和孩子在一起的时候，我都很崩溃，最极端的时候甚至想掐死她。因为她太不可控了，什么都不听，我真的很恼火。也许孩子也能感觉到我和她相处的时候我很厌烦她，甚至想要伤害她，所以她现在也不想亲近我。现在想想，这都是我的错。

在产生了极端的念头之后，我看了一些心理学的书。我知道孩子有两个叛逆期，一个是3~4岁，另一个是青春期。我女儿今年6岁，原本是最好带的年纪，可是却因为我变成现在这样。我现在对孩子的方式也许和我过去的成长经历有很大的关系。从小，我和父母就没什么感情。我的父亲势力、抠门、自私，母亲冷漠、疏离、重男轻女。这也是我离了3次婚的原因吧。我不相信亲情，也不相信爱情。

心理学家都说孩子和父母的相处奠定了自己成长以后和恋人相处的模式，他们说得太对了。因为我的父母不能让我信赖，所以我没有办法相信别人，恋人也不例外。

离婚之后，孩子的抚养权归我，每当看见她，我就会想到前夫，所以我对孩子也没有好态度。我知道孩子并没有做错什么，但是我就是忍不住向她发火。我有时候觉得自己很差劲，这不是欺负弱小吗？我怎么不直接去控诉我的父母和前夫们？我冲一个孩子撒气算什么呢？

当然，这些想法都是孩子对我充满敌意后我才去学习和反思的。然而现在一切都晚了，她已经不爱我了，就像我不爱我的母亲一样。我恨自己，为什么自己承受的痛苦要转嫁到孩子身上。

案例中的小源将自己在原生家庭中受到的创伤延续到了孩子身上，这对孩子十分不公平。好在她能及时意识到自己的问题，并开始找寻原因。在后面的咨询过程中，我建议小源向孩子道歉，并告诉她有时候妈妈心情不好并不是因为她。因为小源之前已经对女儿造成了伤害，所以她需要用极大的耐心与孩子相处。小源也的确这么做了，她从接受心理辅导开始，对孩子的每一句话都充满耐心。后来的她，除了对孩子充满耐心，还学会了积极关注孩子的需求。再后来，她告诉我，她对孩子有耐心之后，发现孩子更好相处了。这是当然的，因为孩子可以从母亲的耐心中感受到自己被爱、被关怀、被重视。

▼ 情绪疏导

小源有一段时间十分自责，她认为自己是非常糟糕的母亲，也是非常糟糕的人。其实小源有这个心理是为了原谅自己的母亲。如果她和母亲一样糟糕，就能对母亲当初对自己的不好释怀了。当然，这无疑是一种不健康的心理状态。好在经过心理调整，小源意识到了这些问题，并及时做出了改变。实际上，改变永远都不晚，来得晚总比不来要好。

如果你也出现了案例中类似小源的情况，你需要做出以下调整，来完善你的教育方式。

1. 放下控制欲。越没有安全感的人，控制欲越强，他们以此来获得力量。我们需要意识到，孩子并不是证明我们有力量的工具，而是鲜活的个体，孩子也有自己的感受。

2. 认清使命。母亲是世界上最伟大也最伤感的角色，作为母亲，一切的付出都是为了孩子以后能更好地与自己分离。母亲的陪伴是为了孩子以后能有独立生活的能力。母亲给予孩子爱是为了让孩子知道，即便以后自己不能陪伴他们一辈子，当他们遇到了伤心的事情时，可以知道自己是值得被爱的，从而有勇气走完属于自己的一生。

▼　心理锦囊

我们成为父母之后，需要觉察自己是否将原生家庭的影响带给了孩子。评估自己所属的类型有助于发现自己现在是如何对待孩子的，有助于我们调整为明确型的父母，这不仅能帮助我们更有质量地抚育孩子，也有助于我们的心理健康。

1. 停滞型：父母将自己原生家庭的创伤带给了孩子，用两种极端的方式来陪伴孩子。一种极端的方式表现为父母将自己从小没有得到的东西毫无底线地补偿给了孩子，过于溺爱孩子，让孩子成为"熊孩子①"。另一种极端的方式表现为父母自己没有得到的孩子也不应该得到，对待孩子过分苛责、冷漠，导致孩子从小就敏感、多疑，缺乏安全感。停滞型的父母最典型的特征是，虽然结婚生了孩子，但是依然活在原生家庭的影响下。他们和孩子相处的时候，大多时候是暴躁、焦虑的。他们认为孩子是负担，就像他们的父母在他们小时候给自己的感觉一样。

2. 明确型：这一类父母会总结以前在原生家庭中的经验以及自己父母的教育经验，取其精华、去其糟粕。将好的影响带给自己的孩子，将不好的影响摘除，优化自己的教育方式。给予孩子充分的爱，在满足孩子的基本需求的基础上合理要求孩子。明确型的父母最典型的特征是，意识到了原生家庭对自己的影响，在此基础上完善了自己的教育方式。他们对孩子十分有耐心，享受和孩子在一起的时光。在他们心里，孩子是世界上最珍贵的礼物。

▼　正向心理暗示

如果你存在以上案例中类似的情况，你可以尝试正向暗示自己，修改原有的神经语言程序，建立有助于心理品质提升的神经语言程序。你可以将自己想象成一株白英，努力

---

① 网络用语，泛指那些惹人讨厌的孩子。——编者注

让自己变得更好，帮助孩子成为他们想要成为的样子。有效的正向心理暗示是：我有耐心帮助自己和孩子保持稳定的状态。

· 友情命题 ·

排斥期和亲近期

案 例 ● ● ●

我喜欢和朋友们待在一起，和他们一起出去玩总能让我高兴一天。

小昊，男，32岁，钓鱼爱好者。

疫情暴发之后，我的工作受到了很大的影响，眼看着公司经营不下去了，于是我在老板辞退我之前主动辞职了。虽然很多人觉得我的行为不理智，但我就是想趁这次机会给自己放个假。

平时我的生活很简朴，所以在前几年朋友们花钱大手大脚的时候，我存了一笔钱，可以让我辞职以后生活得还不错。

我没辞职之前就很喜欢钓鱼，但因为工作太忙一直没有时间，现在正好有机会了。辞职之后，我加入了两个钓鱼群，慢慢地交到了几个好朋友。别人都说年龄大了交不到真心的朋友，但我觉得正好相反。如果真的找到了志趣相投的朋友，那么交往起来则十分简单。

我并不是一直像现在这样享受友情的。从前的我性格很内向，排斥与人交往，基本上没有什么朋友。我总是担心别人知道我的情况会同情我，而我不喜欢被同情，这会让我感觉自己过得很惨。以前，我看着身边的同龄人谈恋爱、结婚、生子，我感到很孤独、落寞。我时常感慨命运的不公，人间的不值得，世间的无所期。有这些想法是因为我从小就得了一种血液病，这种病虽然不传染，但是给我带来了不少麻烦。我从小就不能和正常人一样每天上学，需要经常请假去医院看病。我也不能做太累、太繁重的工作，不然身体吃不消。我平时的饮食也需要很注意，一不小心就得挂急诊。许多医生说，像我这样的情况能在社会上正常工作已经非常了不起了。医生们还说，我的情况能活到现在也已经是医学奇迹了。我很感谢医生对我的肯定，他们让我感觉自己还是很不错的。

因为我这个病有遗传的可能性，我不希望我的孩子像我一样遭罪，也不希望自己像我的父母那样为带我看病到处奔波，所以我选择不结婚、不生子。不给人添麻烦总是好的，您说是吧？爱情和我无缘，生孩子这事对我而言也不妥。所以爱情和亲情我都不能尽情享受，那么友情对我而言就显得十分珍贵了。

现在的我能坦然地接受自己身上发生的事情，因为我知道我的人生注定不会太长久，所以我十分珍惜每一天。

每次和钓友相约钓鱼的时候，我都会给他们准备小礼物，他们也会回赠我礼物。我们温暖对方，这让我觉得生活很有意义。但因为钓鱼也是体力活，虽然我的家人和医生都劝我不要总去钓鱼，但是我还是想尽情地享受生命。虽然我患的这种病有很多禁忌，但是我依然想去做正常人可以做的事情，让我的这一生没有白过。

我的一位钓友告诉我，我让他很受鼓舞。他说："我虽然身体健康，但总是不知足。而你吃过那么多苦头，却依然热爱生活，我要向你学习。"他说这段话的时候还特意站起来向我敬了礼，逗得我哈哈大笑。这个朋友我很喜欢，对我而言，他的存在也同样温暖着我。

小昊是一位悲观的乐观者。悲观是因为他的身体，乐观是因为他的精神。

寻找积极面是消除负面情绪的好方法。案例中的小昊在咨询过程中对我说："我很感激我的身体，虽然它并不健康。但正是因为我有缺陷，所以我从来不担心我的朋友对我是否真心。他们必然是真诚的，因为对我无所图，也没有期待，我和他们相处没有压力，他们与我交往纯粹是因为喜欢我这个人。凡事都有好的一面，连我这不争气的身体也有好的一面。"虽然身体拖累了他，但是他的灵魂充满活力。他从生活中悟道，教会了他人人生苦短，要好好珍惜每一天。直到现在，我仍然很感谢他当初选择来和我聊一聊他的人生经历。

在友情中，小昊经历过排斥期和亲近期。

1. 排斥期的表现：他们因为不能接受自己，所以担心朋友也不能接受真实的自己。又因为担心朋友不能理解自己，所以选择回避友情，不愿与朋友相处，甚至尽可能地避免与人相熟，担心别人了解自己后不喜欢自己，这会让他们受伤。因此，为了避免自尊心受到伤害，他们会回避与人交往。有的人可以度过这个阶段进入亲近期，而有的人的排斥期会持续终身。

2. 亲近期的表现：他们对自己的接纳度很高。他们信任自己，也信任朋友。他们能客观地认识到每个人都有自己的优点和缺点，对朋友的接纳度也很高，只要不触及他们的原则和底线。他们和朋友相处的时候会感到很自在，朋友和他们相处的时候也会感到很自在。他们愿意理解朋友的想法，也相信自己可以得到朋友的理解。他们愿意结交新朋友，也十分珍惜老朋友。

▼　情绪疏导

案例中的小昊曾经因为身体的原因，经历过一段排斥期。处在排斥期的人如果没有因为自己不愿交朋友而感到困扰，便不需要过度在意自己的负面情绪。有的人虽然感到孤独但是也能自得其乐，这里的情绪疏导是帮助有烦恼的人的。因为没有朋友或者朋友较少而感到烦恼的人，其实心中是认可朋友的重要性的。排斥期的情绪疏导的关键在于当事人需要全方面地接受自己的身心状态，并从中寻找积极面。

▼　心理锦囊

如果我们渴望交到好朋友，则可以像案例中的小昊一样，结交与自己志同道合的朋友，再从其中选择人品让自己欣赏的朋友去深交。如此一来，我们便能顺利度过友情的排斥期，进入亲近期。

▼　正向心理暗示

如果你存在以上案例中类似的情况，你可以尝试正向暗示自己，修改原有的神经语言程序，建立有助于心理品质提升的神经语言程序。你可以将自己想象成一株白英，相信自己有疗愈自己和鼓舞他人的力量。有效的正向心理暗示是：每个人都有可爱的一面，我也不例外。

白英期心理品质提升训练

在白英期的部分，你已经在不同的命题中做了正向的心理暗示，下面你需要再进行以下的放松训练和强化训练，帮助正向暗示产生持久作用，让这些正向的声音有效地泛化到你生命中的各个环节，从而更好地提升你的心理品质。

下面的放松训练有助于你建立和白英之间的连接，目的是提高你在平时生活中练习的质量。只要你经常将白英作为放松的暗示载体，在接下来的生活中，看到白英这个词，或者看到描绘白英的图像，你就能很快进入放松且愉快的状态。

放松训练的内容：

请你在舒服放松的环境下，轻轻地闭上眼睛。先将身体紧绷，保持几秒后，再将身体放松，并感受放松的状态。就像这样重复做三组。不用着急，可以慢慢来，下面让我们一起练习。先紧绷身体，停留几秒，倒数5、4、3、2、1，然后放松下来，最后将整个身体放松。每做一组，你都能感觉到自己的身体进入了更放松的状态。请你带着这种放松感，在脑海中想象白英经历四季更替的样子，它经历了"开花 – 结果 – 枯萎 – 新生"的循环。你也可以带入自己的人生经历，即那些起承转合的部分，将自己的人生经历和白英四季更替的模式相对应，最后以"新生"作为结尾。这样的感觉就像你经历过挫折重新振作继续前行的状态。当你完整地做完这个练习，就能感觉自己充满了活力。以后，每当你看到或者想到白英，都会感到自己拥有了继续前行的勇气。

第二步：强化训练

你可以将白英设置为手机屏保，或者将本书书签的白英图片裁剪下来随身携带。请你在白英的图片上写上有助于心理成长的关键词，每天早晚各用 1~5 分钟进行强化训练。坚持 3 个月之后，你会收获稳定的活力感。内容可选择以下你需要调整的命题的建议暗示语。

以下是白英期常见的 2 个心理命题。

1. 平衡感——放慢脚步，然后游刃有余。在白英期的成年人已经有了许多人生经验，与刚进入社会的年轻人相比，已经拥有了许多成功的果实。但是，他们往往不满足于现状，而是希望自己有更多的突破，然而他们也常常会感觉疲惫，渴望休息与放松。但是，因为刚走到人生的中间阶段，他们不允许自己放慢脚步，所以常常会被渴望停下来和必须前行这两种感觉拉扯，有时会失去平衡。

只要是人，就会有疲惫的时候，尤其是到了人生的这个阶段。我们需要做的是培养一种朴素的内在自我关怀的能力。我们需要意识到，人并非机器，无法持续保持亢奋的状态。我们需要允许自己放慢脚步，慢慢接近自己的目标。这个阶段的目标也许需要用一生来实现，因此我们要比任何阶段都有更强大的耐力。等到我们老了，回头看看自己一路走来的脚印，会很感谢现在循序渐进的自己。

关于提升内在的平衡感，我的建议暗示语是：从现在开始，我可以适当放慢自己的步伐，等到内心平和之后，再适当调快自己前行的速度。一段时间之后，我会感到自己不再那么疲惫，反而处理很多问题时都会感到游刃有余。

2. 满足感与探索欲——在知足常乐的基础上持续探索。在白英期的成年人需要持续训练让自己看见已经收获的部分，时刻提醒自己要在知足常乐的基础上持续探索。否则，他们的内心会被无数的需求所裹挟，哪怕收获再多的东西，都难以感受到快乐。

我们要做的是在内心世界中建构一座岛屿，这座岛屿上已经有许多通过多年的努力而得到的结果，包括精神和物质的成果。我们最好可以列出这些年的成功清单，然后将这些收获放在岛上我们认为满意的位置。如此一来，每当我们想到自己心中的宝藏岛屿时，便可以感受到自己的精神和物质沉淀，从而感到满足。同时，在此基础上，我们也需要每天离开心中的港湾，去外部世界探索新的事物，将外界的收获带回自己的岛屿上，丰富其他领域。慢慢地，我们会形成一个既知足常乐又持续探索的可持续发展状态，这能帮助我们稳定地度过人生的这个阶段。

关于满足感与探索欲，我的建议暗示语是：从现在开始，我可以在知足常乐的基础上持续探索更多的可能性。一段时间之后，我会收获满足感与幸福感。

上文列举了白英期常见的两个命题，如果你存在其他的命题也可以使用以上的方法进行练习。你只需将希望出现在自己身上的心理品质与白英进行关联，然后频繁进行心理暗示，给大脑传递该信息，这样就能实现你想要的结果。当然，放松训练和正向暗示的频率是关键。你需要先做放松训练，建立起白英与自己的连接，再利用想象和文字及图像的视觉刺激进行正向心理暗示，并持续练习，你会发现自己的一切都在往好的方向发展。

请记住，正向暗示的频率是心理发生改变的关键。正向暗示的次数越多，你越能感觉到正向心理暗示带给你的那些不可思议的改变。

5

第五部分

淡竹期

成年稳定期（39~45 岁）

39~45 岁的主要成长命题是：稳定感、安全感与通透感。

39~45 岁的主要心理成长方向是：坚强与清醒。

如果将 39~45 岁的人比喻成大自然的某种植物，我认为淡竹最为适宜，所以我选择将淡竹作为积极心理暗示的媒介。

淡竹分布在中国黄河流域至长江流域各地，是常见的栽培竹种之一。淡竹竿高可达 12 米，粗可达 5 厘米，节间长可达 40 厘米。淡竹耐旱的能力很强，它们竹竿坚韧，生命力旺盛。

历史上有许多诗人歌颂淡竹优雅高洁的品质。宋代禅学诗人释道济曾这么形容淡竹："数枝淡竹翠生光，一点无尘自有香。"清代诗人郑板桥，原名郑燮，他一生爱竹，他的诗画中总是能看见竹的身影，他在《竹》一诗中写道："一节复一节，千枝攒万叶。我自不开花，免撩蜂与蝶。"

就像诗人们形容的那样，淡竹象征着淡雅、高洁、顽强、通透等，这就像淡竹期的成年人在成年稳定期慢慢形成的品质。这个年龄阶段的成年人，他们肩负着巨大的生活压力，就像英雄一样顶天立地。

39~45 岁的人最容易出现一种危机感，即担心不能承担自己肩负的责任。有时候他们也想要逃避，但是最终都会选择坚持下去。这个年龄阶段的人有的会抱怨自己的困苦；有的会选择沉默，咬紧牙关在风雨中前行。

他们需要看见自己正处在整个生命长河中最重要的位置。因为他们起着承上启下的核心作用，所以社会也离不开这个年龄阶段的群体。这个年龄阶段的人价值观稳定，心智成熟，他们的存在使社会更加和谐稳定。他们需要做的是看见自己的年龄优势，与自己和解，然后更好地利用自己所沉淀的心理品质去丰富自己的人生。

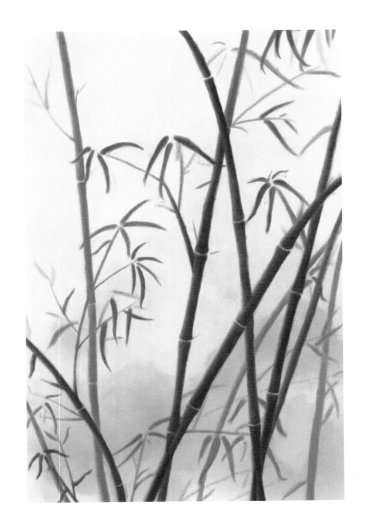

〈淡竹〉

原本象征：高洁与通透。

心理象征：坚强与清醒。

这个年龄阶段的状态：稳定感与危机感。

个人命题

案 例

照着镜子，我发现自己不再年轻了。我很难过，我希望……

陈女士，40岁，设计师。

前几天去见客户，这个客户让我一下子焦虑起来了。她是一位50岁出头的成功女性，比同龄人看起来更加年轻，也更加有魅力。

那天我们相约一起吃饭，吃饭时，我向她介绍起目前的工作进展。这位客户打断了我的话，说："小陈，你比前几年老了很多。"这句话对我犹如五雷轰顶，但碍于她是客户，我还要与她做生意，不能当着众人的面表示不满。我将心里想说的话咽了回去。其实我很想对她说："我再老也比您年轻呀。我只要把我的事情做好就行了，您管我老不老呢？您还当着这些人的面让我难堪，您活了50岁，却一点情商也没有，您可真行。"

压抑的情绪最终变成了自我否定，我这几天在家不停地照镜子，看着眼角的细纹，我觉得自己非常丑。我不停地问身边的朋友，我是否真的老了。而我却越问越焦虑。

我平时很注重保养，然而这个客户的话深深地刺痛了我，我以后都不想和她做生意了，我真的被她气到了。

听了陈女士说的问题之后，我问她："这位客户除了说您老，还有没有说其他让您难受的话？"她告诉我，这位客户还说过"你别总是忙工作了，赶紧把自己'推销'出去吧。不然等你老了也没有伴，很可怜"之类的话。这些话无疑是最刺痛陈女士的。这位年长的女性客户一下子将陈女士这个人生阶段中最担忧的两个问题当着众人的面揭露了出来。用陈女士的话来说，她当时感觉自己就像没穿衣服一样，被那群人审视着。

其实，陈女士非常漂亮，她的身边有很多爱慕者，但是她始终没有找到合适的伴侣，所以对外貌更加在意了。她希望真命天子出现的时候，能以最漂亮的姿态出现在对方的眼前。

▼ 情绪疏导

案例中陈女士需要看见自己存在的两个命题。一个是容貌焦虑，另一个是未知的恐惧。她需要调整认知，才能消解负面情绪，坦然地走好接下来的路。如果你和她存在类似的情况，你需要看清以下两点。

1.单身与结婚各有幸福。单身的人羡慕结婚的人有人相依相伴，结婚的人羡慕单身的人自由自在；有孩子的人羡慕没孩子的人少了许多烦心事，没孩子的人羡慕有孩子的人有孩子陪伴且老有所依。然而，即便老有所依，也需要看运气，自己的孩子是否孝顺不到最后是判断不出来的。老人需要自立自强，不能把希望全部寄托在子女的身上。子女也有自己的生活，父母真到了老了的时候，出于对孩子的爱，他们甚至会害怕给孩子添麻烦，更倾向于自己照顾自己。

有的人认为有伴侣比较可靠，其实这也未必。即便两人相扶到老，也必然会一前一后离世，人最后还是需要自己独立生活。孤独和独立是我们作为人一生的主旋律。结婚、生子如果是为了让自己不再孤独，或者有所依赖，那就大错特错了。虽然结婚、生子的确能帮我们降低孤独感，但是并不能消退孤独。正确的认知是，我们渴望爱与被爱所以结婚、生子，出于对生命的爱与敬畏所以繁衍后代。

案例中的陈女士因为太过在意他人的眼光，多次萌生了为了结婚而结婚的念头，不过最终都放弃了。这个做法是明智的，婚姻是需要两个相爱的人结合才能过得美满和幸福，只有两个人相爱，他们才能共同应对婚姻中出现的困难。如果不相爱的两个人组成了家庭，可以预见婚后当出现各种各样的问题后，因为不爱所以两人会采取回避或者逃离的方法，而不会直面问题从而解决问题。如此看来，陈女士大可不必让自己受这份罪。高质量的单身比低质量的婚姻更幸福。陈女士可以为自己留一扇窗，等到出现相爱的人，再步入婚姻会是最好的选择。

2.每个人的人生轨迹不同。当今的社会对我们存在很多隐性要求，比如我们找什么样的工作、找什么样的伴侣、什么时候结婚、生不生孩子、孩子上哪所学校、什么时候退休等，这些要求的好处是能让我们在人生迷茫的时候有一个大致的方向，坏处是我们总感觉自己被这些隐性的要求裹挟。时间久了，有的人会将社会期待内化成自己的目标，有的人则会不停反抗寻找自己想要的东西。这两种选择都能让我们坦然，因为都是当初自己做出的决定。但还有一种人是例外，他们处于自我斗争中，既排斥社会期待，又不愿偏离社会期待太远。他们害怕自己成为另类，因此陷入孤独与恐慌。

我们需要觉察自己的情绪，接受并允许自己的人生轨迹与多数人不同。其中的积极意义在于，大多数人的人生都是一样的，而我们有了一个机会可以活得和别人不一样，这是一件非常幸运的事情。人生只有一次，能活得与众不同是非常难得且特别的事情。

▼　心理锦囊

利用淡竹期的年龄优势，由内而外地散发魅力。

容貌衰老是一种自然现象，只要是人就会老，漂亮的女明星也不例外。如果我们真的过于在意容貌，那么只需看起来比同龄人年轻一些就好了。保养得宜，妆感清新，服饰得体，就可以达到这个效果了。不过，最关键的是，我们需要意识到，自然衰老是一件美好的事情，也是世界上最优雅的事情之一。许多女明星为了保持年轻的状态，花了大量的时间和金钱，结果却让面部皮肤僵硬，反而不漂亮了。当然，女明星在容貌上下血本也是能够理解的，这是她们重视自己工作和前程的一个体现。但是，作为普通人，我们需要意识到每个年龄阶段都有自己独特的魅力，年龄越大，越需要从心灵深处散发魅力。这个年龄阶段的幽默、风趣、豁达、通透才是最迷人的。

▼ 正向心理暗示

如果你存在以上案例中类似的情况，你可以尝试正向暗示自己，修改原有的神经语言程序，建立有助于心理品质提升的神经语言程序。有效的正向心理暗示是：我与他人相比，没有好坏，只有不同。我可以在这个社会与他人求同存异地相处。我就像淡竹一样，有属于自己的独特发展轨迹。

智慧型

案 例　　　　　　　　　　● ● ● ●

虽然生活不可控，但是我与它和解了。我很高兴，我希望……

王先生，42 岁，心理咨询师。

王先生是我的一位心理咨询师朋友。我们某天做同辈督导①的时候，他对生活的态度让我感受到了这个年龄阶段的人的智慧。在经过他的同意之后，我将他对于人生几个命题的观点放在了这个部分中。

< 关于不可控的感觉 >

有段时间，我感觉自己进入了停滞期。现在想想，那个状态只是为了让我更好地进入下一个阶段的准备状态。之前我一直误以为所有的进步都是使人愉快的，所以那时我不太能适应这样的转变，总是很担心，担心自己发生了不能控制的改变。但是，这正是成长的妙处，即发生一些不可控的变化。

有一句话很打动我："如果连成长都成了可控制的，那人生就与流水线上的产品一样了。"这句话让我产生了许多共鸣，在我的心上敲击着，弹奏着动听的乐章。

人只需意识到情绪的内核，就不会为此感到过分痛苦。也许正是因为我已经弄清了这个问题，所以才开始变得平和。那个阶段，我将原来拒之门外的东西请了进来，而将原

---

① 指由具有相同知识、能力水平、阶段的同专业从业人员组成的小组互相提供督导。——编者注

来紧抓着不放的东西放走了。

原来，好的变化也会使人焦虑。因为人太害怕这份好的状态不能持续了。是啊，害怕失去总能使人感到不安，但这其实是一种幸福的焦虑感，这说明我们拥有了很多。

<关于人生的顺境与逆境>

虽说"人生在世，不如意十之八九"，但是我们需要看见那如意的十之一二。

人在一生中经历风雨很正常。人本来就不能强求所有事情都能如意。如果心存豁达，那么我们对于是否事事如意本身就不会有太大的苛求了。

如意最好，不如意也没关系。只要有这样的心态，心境就会洒脱，也不会去哀叹"世道无常，命运不公"了。

其实，时间对每个人都是公平的。因为人都会生病，也会死亡。就看谁能在人生的历程中掌握过程哲学了。掌握的人可能会说："人生在世，如意不如意，不过是一念地狱、一念天堂的瞬间尔尔。"

<关于工作与人生价值>

今天的一位来访者对我说的话让我颇为感动。他说我温和且照顾他的感受，在没给他压力的同时又解决了问题。现在回忆起这位来访者说的话我不禁想笑，原因是之前有其他来访者说过与他完全相反的话。

这就很奇妙了，但也许这就是心理咨询师与来访者是否匹配的问题。有的人在我这里感到了压力，有的人却感到轻松无比。看来，我并不能让所有人都满意，其实有那么几个人满意就挺好的了，这也算是实现了我的人生价值。至少我曾在自己所在的角落里发光发热过，帮助过我能帮助的人。

< 关于金钱 >

有段时间我对金钱十分渴求，我努力工作以让银行账户上出现一个让我满意的数字。苛求一个数字确实对存钱有好处。但是，也会增加压力。因为金钱是流动的，花销不可避免。如果死磕一个数字，就会成为"守财奴"。

后来，我想不如开设两个账户，一个存，另一个出。存多，出少，成为一个快乐的"守财奴"。这样一来，我既未雨绸缪，保存了财产，以备未来的不时之需，又不会成为"铁公鸡"一毛不拔，沦为金钱的奴隶。毕竟，金钱只是我们活着时使用的一种货币，当我们最终离开的时候，这些货币也带不走。我要做的只是在人生过程中让自己相对安全而已。

我现在已经比前几年好多了。有进账、出账的话也只动用储蓄账户，所以现在对于金钱我也没有什么值得过度烦恼的。

< 关于婚姻 >

我开始学会不再在妻子身上寄托我的全部幸福。从前我

希望她可以完全理解、支持我，如果她表示出不理解和不支持，我会感到很挫败。

直到现在，我都践行着一个原则：我的幸福需要由自己来创造，我的学习、工作、精神世界都需要自己来经营。而妻子是一位很重要的陪伴者，并不是我幸福的供给者。因为供给者的责任过重，她承担不了这个责任。就像她如果将所有的幸福都寄托在我的身上，她也会感到失望一样。

在婚姻中我也说过狠话，每当我说狠话的时候，我都能看出妻子的绝望。但是，在婚姻中两人有矛盾是正常的，哪怕其中一人的职业是心理咨询师也不例外。因为在生活中我只是一个普通人，我不想下班之后还要在家里使用心理咨询技巧，这样会让我感觉我一直在加班。

现在，以我的经验来看，想解决婚姻中的问题需要在婚姻中保持一个稳定的状态，与妻子相处时要清晰又笃定地表达自己的感受，这样沟通的效果更佳。当然，我还是需要避免说狠话。作为丈夫，对妻子温柔是理所当然的。

< 关于欲望 >

心理学认为，人类痛苦的根源来自心中那些源源不断的、无法满足的需求。每当一个需求被满足时，又会出现新的需求。这些需求的价值在于可以促使人们不断努力去收获更多精神或者物质层面的东西，但是这些需求也存在隐患。

源源不断的需求会让人们目标清晰，但也会让人们变得功利。人们不再愿意花时间去做对自己没有帮助的事情，也不愿意将时间分给暂时看起来不能给他们带来价值的人。功利心让这个社会变得少爱、淡漠且疏离。

人们沉浸在地位、财富、容貌、健康等需求中，让自己整天紧张兮兮的。殊不知，这些东西最后都会失去。

我们要珍惜现在所拥有的，不必为没有拥有的而感到难过。因为我们本来就是一无所有地来到这个世界，最后也会一无所有地离开。

< 关于死亡 >

我不认为谈论死亡是一件很悲观的事情，我反而觉得是十分乐观的。借用哲学家和心理学家们的观点：人出生是为了学习如何更好地迎接死亡。正是因为人的生命不是无止境的，所以我们才更要珍惜当下的每一天。

我们没有必要惧怕死亡。神经生物学也证实了这一点，人在濒临死亡时是不会惧怕死亡的，因为身体会分泌一些物质让我们感到放松和安全。生理衰亡是必经之路，我们与其担忧，不如坦然地接受现在的每一天，珍惜身边人。

事业命题

案 例

● ● ●

年轻人慢慢取代了我的位置，我感到自己不再重要。我很难过，我希望……

吴先生，45岁，公司某项目的负责人。

我在这家公司已经工作15年了。从公司创业之初我就在这里工作，现在老板却变了，原本我做的项目他说换人就换人了，完全不顾及我当初和他打江山的感情。真是资本家，果然当人有了更多的资源和权力时，就会忘了情义。

当初他白手起家的时候，对我们几个兄弟信誓旦旦地说："我真的发家了也一定不会忘了我们的情义。"而当初一起白手起家的几个兄弟前几年也都陆陆续续地离职了，就剩下了我对老板不离不弃。可现在他却把我架空，把项目交给了一个年轻人去做，这不明摆着在打我脸吗？当初我就应该听其他几个兄弟的话出去单干，这样现在也就不至于受这个窝囊气了。

我确实竞争不过现在的年轻人，他们头脑灵活，思维创新，视野开阔。我比不过他们，当然我也不愿意比。每次比较都让我觉得特别不舒服，好像把自己拉低了去和毛头小子、小丫头竞争一样。那种感觉让我很窝火，好像我这么多年白干了，所以我经常拒绝听年轻人的想法，也不愿意去创新。可能给老板的感觉是我已经没有野心了。现在，我眼睁睁地看着老板把机会给了年轻人，我逐渐被边缘化了。我感觉自己就像一个笑话。

吴先生所在的公司是我之前的一位督导就职的公司。那段时间督导的身体欠佳，所以请我过去帮他代班两个月。吴先生的老板张先生的这家公司在当地的规模很大，因为原来有员工因为心理问题引发过重大的事故，所以张先生特意设立了职场减压咨询室，我的这位前督导就是张先生请的心理专家。

在我听完吴先生对我说的这些话之后，经过了他的同意，我又约了张先生单独聊聊。张先生对于来咨询室进行沟通这件事十分愿意配合，我收获了更多有价值的信息。

张先生对吴先生的看法如下：

老吴是一个十分靠谱的人，就是情商有点低，也不懂得与时俱进。他把我当兄弟，对我重情重义，这些我都明白。可是，您看我们公司现在的规模，有上千名员工，我和他不能像原来那样称兄道弟了，不然新来的员工还以为进了什么奇怪的组织呢。我们做的是合法生意，老吴却把公司弄得匪气很重。当然，私下我们还是以兄弟相称的，但是他经常当着客户和员工的面，说当初没有他就没有我的今天，弄得我很尴尬。

我一直提醒他注意这件事，他总是反过来指责我忘恩负义。您说哪有下属这么道德绑架老板的？一提起这事我就有一肚子火。当然，我确实很感谢他，可是他说得多了，而且逢人就说，就显得我这个老板很没用，我管不住下属的嘴，也教不会他怎么说话。他总这么张口就来，时间久了，我对他的感谢也就没剩多少了。

现在我把他的项目分给别人做，一方面是为了提醒他，另一方面是为了激励他。他现在每天上班比我晚，下班比我早。到底我是老板还是他是老板？如果他总是拿过去的功绩来"挟持"我，我迟早不再吃他那套。就他那点小心思，我还不知道他的想法？我只不过一再忍让他罢了。毕竟，在当初和我一起创业的那几个兄弟中，他对我是最忠心的。

现在，我对他只有两点期望，只要他做到了，我愿意一辈子带着他。第一，在公司给我点面子，私下他怎么喊我都行；第二，他需要像年轻人学习，不能变成守旧的老顽固。项目我会还给他，待遇还是和以前一样，但是他真的需要学习。现在时代发展得这么快，我们公司急需转型，不然员工只能喝西北风了。我不仅这么要求老吴，也时刻提醒自己要保持开放的心态，向年轻人学习。只有在原来的基础上进行创新，公司才能做大做强。

一个人在职场的时间越久，就越怕失去现有的一切，因此变得格外敏感。吴先生的老板张先生处于事业的发展期，他一方面担心吴先生的鲁莽和不拘小节会影响他树立威信，另一方面又担心吴先生失去了以往的雄心斗志。吴先生虽然手中有一定的权力，但是他并不能带领员工让公司再上一个台阶，老板张先生对他始终有所顾虑。所以之前张先生采用了让吴先生最难以接受的做法。

再看看吴先生，他本来对职场就抱有危机感，一方面担心老板会伤了自己这位元老的心，另一方面又担心年轻人会取代他的地位。他在公司和老板称兄道弟，是为了向其他人示威。他希望达到的目的是：公司员工知道自己和老板关系好，年轻的员工不敢得罪他，而老板也会碍于情面给他几分面子。他做这一切都是为了职场上的安全感而已。可惜，他用了不太合适的方式。

还好吴先生和张先生都十分在意对方，所以在后面的联合咨询中，他们彼此约法三章，各自得到了满意的结果。

▼ 心理锦囊

你可以根据以下两个阶段的状态来评估自己属于哪个阶段。

1. 障碍期的表现：障碍期的最主要刺激源是危机感。类似于案例中的吴先生，他过重的危机感让他的行为变得不合时宜且荒谬。但这只是障碍期的一种模式。在事业障碍期的成年人还有另一种表现是回避一切具有发展可能性的机会，事后又因为错过机会而形成更深的障碍，导致当事人在职场中十分不顺利。处于事业障碍期的群体需要做的是，放弃追求职场的安全感。同时他们需要意识到，没有一份工作是绝对安全的。

2. 发展期的表现：发展期最重要的核心是以发展的眼光看待事业。类似于案例中的老板张先生。他从发展的眼光来看待事业，不在意一时的得失，也不在乎不理解自己的人会如何看待自己，所以他能在不同的节点做出合适的选择。发展期的群体目光长远，能通过突破不同的关键节点，帮助自己实现目标。

和成年期的其他阶段一样，障碍期和发展期也是动态的。没有人会一直处于障碍期，也没有人会一直处于发展期。但是，如果我们可以训练自己以发展的眼光看待事业，便能有效延长发展期。

▼ 正向心理暗示

如果你存在以上案例中类似的情况，你可以尝试正向暗示自己，修改原有的神经语言程序，建立有助于心理品质提升的神经语言程序。淡竹期的群体具有很强的毅力，他们善于遇到问题并解决问题。这部分的心理能量可以通过正向心理暗示尽可能地放大出来。有效的正向心理暗示是：人们在事业上不存在绝对的安全感，但是我们可以用发展的眼光，让事业持续发展，获得相对的安全感。

爱情命题

阿尼玛和阿尼姆斯

案 例 ● ● ●

老公失业 5 年，只知道在家玩手机，也不管孩子。我很愤怒，我希望……

李女士，42 岁，公司高管。

一想到我老公，我就一肚子火，他是我见过最没用的男人。我不知道他怎么做到 40 多岁了还在家里"摆烂①"。我每天工作完回到家里还要辅导两个孩子写作业，而他就在一旁玩手机。每当看到他玩手机咯咯直乐的样子，我真的连杀

---

① 网络用语，指事情已经无法向好的方向发展，于是就干脆不再采取措施加以控制，而是任由其往坏的方向继续发展下去。——编者注

了他的心都有。

现在经济形势不好，我的工作压力很大，回家还要看他那副模样，我真的恨死他了。很多人都劝我离婚，但是我不想孩子像我一样从小就没有完整的家庭，所以一忍再忍。我现在真的忍不了了。上周我把他的行李全部打包扔出去了，跟他说让他找到工作再回来。

原本我以为没有他生活也很正常。但是我发现，虽然他看起来什么都没做，但还是做了许多事情的，只不过我没有注意到而已。他被我赶出家的那几天，我才意识到正因为有他一直接送孩子，我才能够安心工作。如果我下班之后再去接孩子，幼儿园和小学早就放学了。除此之外，平时都是他做好晚饭，我下班回家就能吃上热腾腾的可口饭菜，孩子放假的时候也是由他负责孩子的一日三餐。家里的卫生虽然打扫得不符合我的标准，但是他确实认真收拾了。我的两个儿子一个 7 岁，一个 5 岁，都是顽皮的年龄，如果一天不收拾，家里就会跟战场一样乱。

丈夫不在家的这一周，我问儿子觉得爸爸怎么样，他们说爸爸挺好的，接他们放学的路上经常会陪他们玩一会儿再回家。他们觉得和爸爸在一起很开心。听到儿子们这么说，我的心里很不是滋味。

虽然丈夫不符合我心中的标准，我也常常觉得不公平，但是由他照顾孩子比请一个保姆照顾更让我放心。加上我的事业正处于上升期，的确没有那么多时间陪伴孩子。所以，我现在很矛盾，不知道下一步该怎么做。

李女士在咨询中对我提到过，她平时脾气比较暴躁，说话也很尖锐。而她的丈夫性格比较温和，所以她并不想失去一个能包容自己坏脾气的丈夫。我了解了李女士并不想和丈夫离婚后，便在咨询过程中和她共同探讨了两个有助于改善夫妻关系的方案。

方案一：双方摆正心态，分工合作。

因为李女士的收入十分可观，是她丈夫收入的 10 倍有余。如果让李女士辞职在家，而丈夫出去工作，从经济收入的角度来看，并不是最好的安排。比较理性的安排是：女主外，男主内。由李女士外出赚钱，丈夫带孩子和做家务。他们不需要互相批评和指责，各自完成好自己分内的工作即可。

方案二：共同努力，请老人或者保姆来照顾孩子。

因为李女士一直觉得很不公平，她的丈夫也感觉自己在家不受尊重，所以比较理性的安排是：李女士的丈夫也出去工作，不论收入多少，只要可以为家里增加收入即可。如果丈夫因为要工作而没有时间照顾孩子，他们可以请家里的老人来照看或者聘请保姆。在休假的时候夫妻俩再共同陪伴孩子。

在后续的咨询中李女士告诉我，她的丈夫选择了第一个方案。虽然李女士也认为第一个方案是最好的，但是心里还是觉得不舒服。她很羡慕公司里的其他女同事，她们家里都是丈夫挣得更多，她们只要找个自己喜欢的工作就好了，无所谓挣多挣少。她觉得很心累，自己更像是夫妻关系中的丈夫角色，而她的丈夫更像是妻子的角色。

李女士说到了一个很重要的点，就是男性和女性到了一定的年龄后，有些群体会从潜意识里外化精神上的男性女性化或女性男性化的特征，也就是由心理学大师荣格提出的阿尼玛和阿尼姆斯这两个原型。

荣格认为，阿尼玛原型为男性心中的女性意象，而阿尼姆斯则为女性心中的男性意象，两者又可译为女性潜倾和男性潜倾。如果说人格面具可以看作一个人公开展示给别人看的一面，是世人所见的外部形象，即"外貌"，那么与之相对，男性心中的阿尼玛与女性心中的阿尼姆斯可看作个人的内部形象，即"内貌"。案例中的李女士的丈夫就是将"内貌"外化为可评估和审视的"外貌"了。

阿尼玛是男性心中的一个集体女性的形象，始终存在于男性身上，起着使男性女性化的作用。阿尼玛是各种情感的混合体，包含了属于女性的各种成分，是男性内心中所有女性心理趋势的体现。阿尼玛具有积极面，也具有消极面。积极面在于男性可以提升爱人、感受情绪、分析非理性观点的能力等女性具有的品性。消极面在于男性在遇到挫折之后会回避，避免自己受到伤害，有时候会因为挫折而暂时失去男性的力量感，就像案例中李女士的丈夫一样。

阿尼姆斯在不同女性身上体现出的状态不同。阿尼姆斯会促使女性变得更具有进取、果断、勇敢、刚毅、理性等男性具有的品性。阿尼姆斯的存在使女性不像外表看起来的那么柔弱。最强大的阿尼姆斯可以把女性的思维与时代精神进化连接在一起，使女性富有创造力、思维开阔、想法富有建设性，甚至超过大多数男性。

▼　情绪疏导

案例中的李女士需要感知自己心中的阿尼姆斯，也需要帮助丈夫感知心中的阿尼玛。感知到它们的存在后，接受真实的彼此，这样有助于他们与自我和解、与对方和解。

▼　心理锦囊

案例中的李女士可以放下指责和尖锐。如果她希望婚姻继续维持下去，那么频繁的争吵只会让婚姻的质量越来越低。她不妨彻底接受自己男性化的一面，全心全意地在职场上发光发热，将事业做大做强。她对婚姻的观念太过传统，压抑了她在事业上更多的潜力。如果她能彻底释放心中的阿尼姆斯，那么她的前程将不可估量。同时，她需要允许丈夫心中的阿尼玛的存在，然后享受和丈夫的分工合作给自己生活上和工作上带来的便利。

▼　正向心理暗示

如果你存在以上案例中类似的情况，你可以尝试正向暗示自己，修改原有的神经语言程序，建立有助于心理品质提升的神经语言程序。淡竹期的成年人仍有很多成长的可能性，他们需要持续保持开放的心态，看看自己和身边的人有什么不同于他人的表现。这种对生命的好奇心有助于他们保持年轻的心态。有效的正向心理暗示是：我相信我有能力调动心中的能量来更好地完善自己、完善亲密关系。

● 亲情命题 ●

价值从属型和价值独立型

案　例　● ● ●

孩子嫌我没本事，总拿别人家的父母跟我比。我很难过，我希望……

刘先生，43 岁，厨师。

我儿子今年 17 岁，他以前非常懂事，直到我把他送去私立学校之后就变了。也许是私立学校的学生大多家庭条件都不错，像我们这种铆足了劲去上学的还是少数。本来我只是想让孩子受到更好的教育，结果没想到他在这所私立学校变得爱攀比了，没有好好学习，整天只琢磨着怎么找我要钱。有时候我钱给得晚了，或者让他省着点用，他就会说一些难听的话。比如："我同学家就很有钱，你们年轻的时候不努力，害得我现在跟你们一起吃苦。为什么我的家庭跟别人的家庭不一样？既然你们没本事，生我干吗？"

这句话变成了他现在的口头禅，动不动就这么对我们说，把他妈妈说哭了好几次。有一次，他又把他妈妈说哭了，我实在气不过就揍了他一顿。现在他倒是老实了，但是放假回到家之后基本不搭理我们。

我现在十分后悔当初送他去私立学校上学，因为去那里上学他才变成了这样。像我们这种普通家庭就不该打肿脸充胖子，让孩子在一个原本不应该他生存的环境里受考验。

我也尝试过和儿子谈心，但是自从我打过他之后，他对我的敌意就更大了。我告诉他，让他别瞧不起厨师，像在法国、意大利、日本这些国家，厨师都是十分有社会地位的职业。可是他听了只是冷笑，嘲讽我在自我安慰。他说他现在的同学的父母很多都是有头有脸的人，像我们这样的父母他都不敢和同学提起，他觉得我们让他很丢脸。

我觉得这样下去不是办法，所以想请教一下怎么样才可以改变现状，我想让孩子多理解我们做父母的，想让亲子关系能够和谐一些。

听了刘先生说的这些事情，我问他对儿子从小采用的是什么样的教育模式，他告诉我："我对他的教育很严格，希望他能比我有本事，所以我很关心他的成绩。印象最深的是在他小学的时候，每次考完试我都会打他。满分是 100 分，他少考 1 分，我就会打他 1 个巴掌。现在想想我真的做错了。

"我以前总是在亲戚朋友的面前打击他，也总是拿别的孩子和他比，告诉他他差在哪里。我原本以为这样会激励他上进，没想到他现在居然拿我原来的错误惩罚我，真是因果循环。是我一手将儿子培养成了极具功利心的人。因为我和他妈妈都是普通得不能再普通的人，所以我们将所有的希望都寄托在了儿子身上，希望他能为我们争口气。

"现在回头来看，我的方式真是大错特错。孩子的心理健康是最重要的，而不是成绩。我现在很后悔，但是事情已经发生了，我不知道现在还来不来得及去纠正我的错误。"

▼ 情绪疏导

案例中的刘先生消除负面情绪的方法主要是满足自己向儿子表达歉意的诉求。只有当刘先生的儿子原谅自己这位不完美的父亲之后，他的情绪才能彻底转为正向的情绪。

对于向孩子道歉这件事，也需要把握好分寸。父母切记不能用极端的方式向孩子道歉。我以前经手过一个案例，父母向一个青春期的孩子下跪，导致孩子差点跳楼。父母向孩子下跪在心理学上属于被动攻击的行为，这样只会让孩子更加愤怒，更加憎恨父母。孩子会心想："我真是太糟糕了，逼得父母都向我下跪，我真不是人啊。父母为什么要把我逼到这个份上？为什么要让我没有退路？"

所以，方式一定要合适、恰当才能真正帮助孩子。用真诚、民主、平等、尊重、倾听、理解等方式与孩子沟通是最合适的。刘先生为我们示范了一个非常不错的做法，值得我们参考和学习。

刘先生在一次儿子放假回家后，约儿子在楼下的烧烤摊撸串。这个做法让刘先生的儿子感到十分诧异，因为这是这么多年刘先生从来没有对自己做过的事情。

在烧烤摊上，刘先生没有一上来就向儿子道歉，而是先对儿子表示理解。他告诉儿子："我在你这个年龄也恨过你的爷爷，他没什么本事，还很固执。他对我的关心很少，只关心我有没有出息和本事，有没有为他的脸上增光。所以，当我有一天发现有的父亲对儿子很关心，同时在金钱上对儿子也有很多帮助的时候，我的确心里感到不平衡。那个时候家里没有钱供我上学，我只能去离家很远的地方学习厨艺。慢慢地，随着年龄的增长，我见到了许多家庭情况还不如我的人，我开始意识到你爷爷已经把他能给我的都给了我们几个兄弟姐妹们了。那个年代抚养孩子很不容易，他能给我生命让我有机会去社会上闯荡，我已经很感谢他了。所以，慢慢地我也不恨他了。儿子，我向你道歉，是我没本事，没能为你提供更好的生活，但是，我真的已经尽力了。我没读过多少书，所以希望你一定要上大学；我没有见过多少世面，所以尽量带你多出去旅游。从小我对你太严格了，我不应该把我没有完成的事情强加到你的身上，这样对你不公平。你以后只要健健康康、开开心心的就好，我不会管太多了。但是，我们做人还是要有底线，违法犯罪的事不能干，当然我也相信你是一个好孩子，自己也有分寸。"

因为刘先生的儿子马上就成年了，所以我建议刘先生可以将表达歉意的方式融入两个男人之间的平等对话中。这样做主要考虑到的是青春期的孩子讨厌说教，他们更希望父母可以看见自己的情绪。只有当父母真的看见孩子的感受，理解孩子的情绪，孩子才会发生改变。

▼ 心理锦囊

如果你存在案例中类似的情况，就需要从价值从属型的父母调整为价值独立型父母。

1.价值从属型：这类父母对孩子的依赖感更重，习惯通过孩子来证明自己的价值。孩子优秀，则认为自己很有"面子"；孩子不优秀，则认为自己"抬不起头"。价值从属型的父母更容易出现焦虑、恐惧、愤怒等负面情绪，容易做出逃避、偏激、独裁等不利于孩子成长的行为。这类父母培养出的孩子要么会一辈子在原生家庭中走不出去，要么就早早地逃离原生家庭。

2. 价值独立型：这类父母不需要通过孩子来证明自己的价值，他们认为孩子是具有独立价值的个体。虽然在孩子年幼的时候，他们乐于成为孩子最主要的支持力量，但是等到孩子长大之后，他们便积极培养孩子的独立能力，帮助孩子更好地离开原生家庭。价值独立型的父母相对价值从属型的父母来说，更容易保持平和、稳定、放松、积极、乐观的状态，他们很少会有不安和恐惧的情绪。他们对于家庭和社会有更多的信任。在价值独立型的父母培养之下，孩子与父母的关系既亲密又有边界感。

▼ 正向心理暗示

如果你存在以上案例中类似的情况，你可以尝试正向暗示自己，修改原有的神经语言程序，建立有助于心理品质提升的神经语言程序。有效的正向心理暗示是：我就像淡竹一样，可以做到与子女的关系既亲密又独立。

友情命题

案 例

● ● ●

我有三个朋友，虽然她们和我的相处方式不同，但是对我来说，她们都是我很重要的朋友。

秦女士，45 岁，自媒体人。

过去，我的心中一直有一个关于友情的模板。我的理想好友是能包容我、陪伴我、理解我、讲义气、大方的，具有所有的完美好友属性。可是后来我发现，这些属性并不会都出现在同一个朋友的身上，它们会分布在不同朋友的身上。

我有三个朋友，她们和我的相处方式各有不同，但是对我而言她们都很重要。

第一个朋友很仗义。无论我有什么事找她，她都会义无反顾地帮我。比如，在我缺钱的时候她会慷慨解囊，助我渡过难关。无论生活中的大事还是小事，在我拿不定主意的时候，只要和她聊天，她就能帮我厘清思路。但是她很忙，能陪伴我的时间有限。

第二个朋友是一个很好的陪伴者。我们经常一起相约逛街、购物、品尝美食。她有事总是第一个时间想到我，我也知道她的许多秘密，这些秘密是她这辈子都不可能告诉其他人的。她对我的信任和需要，让我觉得我对她很重要。但是，很多时候她都没有主见，有时候我对她恨铁不成钢。

第三个朋友爱财如命，只要不跟她谈钱，什么都好说。我印象最深的一次是，我失业了很难受，她从另一个城市连夜赶到我家陪我喝酒。然后在接下来的日子里给予我鼓励，帮我出谋划策，直到帮我找到新的工作。

有一段时间，我总是将统一的理性好友标准加到这三位好友的身上。我希望第一位朋友可以像第二位朋友那样经常陪伴我，希望第二位朋友能像第一位朋友那样有思想深度，希望第三位朋友能像第一位朋友那样把金钱看淡。那段时间，我无论和哪一位朋友相处都会感觉不舒服，因为我想让她们变成我想要的样子，我以为我在努力维持与她们的友谊。然而，她们给我的反馈无一例外都是感觉和我相处很疲惫。

美国社会学家、心理学家威拉德·哈特普（Willard Hartup）认为，友情能伴人一生，但在不同的成长时期，友谊的特征和内容各不相同。成年人的友情需要与工作、社会活动和成就联系在一起。这也是为什么案例中的秦女士可以和这三位朋友相处得比较亲近。这三位朋友在不同程度上满足了她在友情中的需求。至于她为什么会在友情比较和睦的时候产生了"改造"朋友的想法，是值得我们探究的。

以心理学家温德（Windle）为代表，通过因素分析，得出了友情质量的四个维度：亲密性、支持性、自我暴露和敌意性。从案例中可以发现，秦女士的三位好友分别满足了前三个维度，但是每一位朋友都没有全部呈现出前三个维度。她心中希望三位朋友都可以像她一样成为完美的朋友。她需要知道没有朋友是完美的，她自己不完美，她的朋友也不完美。要求亲近的人呈现完美的状态是一种心理亚健康状态，需要进行心理调整。

▼ 情绪疏导

在秦女士意识到问题出在自己身上之后，她开始不再将自己的理想化友情强加到三位朋友身上了，这样反而与朋友相处得轻松自如了很多。她告诉我："我接受了这几个朋友都是不同的个体，她们有属于自己的特性。"

如果我们的友情出现了案例中秦女士类似的情况，只需像她一样，意识到自己的问题，调整与朋友之间的相处心态，就能有效消除负面情绪。即尊重并欣赏朋友的不同性格，提醒自己朋友不需要同质化，他们本就应该有属于自己的特性。

▼ 心理锦囊

成熟的友情是不需要过度努力维持的。但凡是需要自己过度努力维持的友情，一定是存在问题的。如果存在问题，我们可以针对问题与朋友交流。如果通过表4-1的评估表得到的结论没有问题，但是还是觉得友情不符合自己的期待，那我们需要做的是降低自己的期待。

表4-1　友情质量评估表

序号	问题	回答（是/否）
1	在这份友情中你是否感到你与朋友是亲密的？	
2	在这份友情中你是否感到你与朋友是彼此支持的？	
3	你和朋友是否愿意向彼此吐露自己的秘密？	
4	你和朋友是否对彼此存在敌意？	

注：非常棒的友情是序号1~3的答案都选择"是"，序号4的答案选择"否"。

如果你的答案与表4-1的注释一致，那么恭喜你，你拥有非常棒的友情。如果你的答案与注释不同，那么你可以看看自己和朋友之间的友情在哪些方面出了问题，然后围绕亲密、支持、自我暴露、敌意这四个维度进行调整。主要的方向是提升前三个正向维度，消退第四个负面维度。

▼　正向心理暗示

如果你存在以上案例中类似的情况，你可以尝试正向暗示自己，修改原有的神经语言程序，建立有助于心理品质提升的神经语言程序。有效的正向心理暗示是：世界上没有完全相同的竹林，也没有完全复刻的友情。我乐于享受每一份友情的与众不同。

淡竹期心理品质提升训练

在淡竹期的部分，你已经在不同的命题中做了正向的心理暗示，下面你需要再进行以下的放松训练和强化训练，帮助正向暗示持久产生作用，让这些正向的声音有效地泛化到你生命中的各个环节，从而更好地提升你的心理品质。

第一步：放松训练

下面的放松训练有助于你建立和淡竹之间的连接，目的是提高你在平时生活中练习的质量。只要你经常将淡竹作为放松的暗示载体，在接下来的生活中，看到淡竹这个词，或者看到描绘淡竹的图画，你就能很快进入放松且愉快的状态。

放松训练的内容：

请你在舒服放松的环境下，轻轻地闭上眼睛。请你先让四肢向外延展开，用你的方式延展就好，延展到你感觉身体的每一寸肌肤都有一种舒服的拉伸感为止。这个时候，你会感到自己很放松，请你带着这种放松的感觉想象一下这个画面：你现在走在竹林中，你闻到了大自然的清新气息，感受到了几缕阳光温柔地洒在你的身上。这个地方很安静也很安全，就像你梦境中的乌托邦一样美好。你继续在竹林中行走，你听着微风吹过竹林，叶子沙沙作响的声音，你感到这个声音消除了你所有的悲观想法，只留下了乐观的想法和快乐的感觉。你继续在竹林中行走，感觉很平静、很放松。以后，每当你看到或者想到淡竹时，你都会感到自己的内心充满平静和喜悦。

第二步：强化训练

你可以将淡竹设置为手机屏保，或者将本书书签的淡竹图片裁剪下来随身携带。请你在淡竹的图片上写上有助于你心理成长的关键词，每天早晚各用 1~5 分钟进行强化训练。坚持 3 个月之后，你的情绪会保持平和且愉悦。内容可选择以下你需要调整的命题的建议暗示语。

以下是淡竹期常见的 3 个心理命题。

1. 尖锐与和善——保持开阔，向善而发。淡竹期的成年人已经进入了成年稳定期，但是他们仍需要为接下来的成年末期（即老年期）做准备。这个阶段的一部分群体开始变得尖锐，他们对社会存在很大的敌意，对外界的人或事会表现出排斥与不信任。所以，其他阶段的群体会感觉他们的攻击性比较强。这个阶段的另一部分群体则呈现出完全相反的状态，他们已经自我和解，利用自己的年龄优势逐渐成为年轻人心中的和善长者。成为和善的长者是淡竹期的成年人通向智慧的老年生活的钥匙。

关于这个年龄阶段的一部分群体因为渴望强化力量而体现出的攻击性，我的建议暗示语是：从现在开始，我会慢慢往和善长者的方向发展。我会给予年轻人肯定、尊重，并乐于与年轻人分享经验，也愿意向他们学习新鲜事物。一段时间之后，我发现我愤怒的次数越来越少了，内心也越来越柔和了。

2. 危机感与豁达感——享受人生每一刻，坦然生活每一天。淡竹期的成年人中，一部分群体因为年龄的原因开始出现中年危机，他们对生活的热情彻底被压制了，所以有的人变得沉默寡言、郁郁寡欢。他们中有的人会选择一辈子活在沉闷的世界中；有的人则发生极端的变化，比如，一旦生活中出现一些诱惑，他们心底被压抑的欲望就会被唤起，忍不住抓住青春的尾巴任性而为；做一些危险的投资，或者没有节制地大肆消费。另一部分群体则完全相反，他们通透、豁达、稳定、富有安全感。他们不再急于求成，心中多了一份"路漫漫其修远兮，吾将上下而求索"的笃定感。他们看淡疾病与死亡，将每一天当作生命的礼物来体验。

关于危机感，我的建议暗示语是：从现在开始，我可以坦然且豁达地看待生活和生命。我可以看到年龄优势中存在的那些坚毅的品格和丰富的阅历。一段时间之后，我会发现我对生活充满了勇气。

3. 乏味感与好奇心——永远好奇，永远年轻。淡竹期的成年人具备很多优点，他们比其他成年期阶段的群体拥有更多的精神和物质资源。这个阶段的成年人对于人生也会出现两极分化。一部分群体对日复一日的生活感到麻木和乏味。他们见过了大千世界，有时难免悲观。另一部分群体则正好相反，他们保持着对生活的好奇心，乐于发现更多有趣的现象，保持好奇心是他们保持年轻心态的良药。

关于乏味感，我的建议暗示语是：从现在开始，我可以刻意让自己恢复一部分童趣。我会保持好奇心，演好人生的下半场戏。一段时间之后，我会发现生活依然很有趣味。

上文列举了 3 个常见的淡竹期的命题，如果你存在其他的命题也可以使用以上的方法进行练习。你只需将希望出现在自己身上的心理品质与淡竹进行关联，然后频繁进行心理暗示，给大脑传递该信息，这样就能实现你想要的结果。当然，放松训练和正向暗示的频率是关键。你需要先做放松训练，建立起淡竹与自己的连接，再利用想象和文字及图像的视觉刺激进行正向心理暗示，并持续练习，你会发现你的一切都会往好的方向发展。

结语

成年期的共同成长命题

调整视角之"一念地狱，一念天堂"

你的人生质量取决于你如何看待你的人生。如果你将人生看作是糟糕的，那么你的现在和未来都会很糟糕；如果你将人生看作是美好的，那么你的现在和未来都会很美好。

美好的人生不代表我们不会在某些时刻感到难过，因为喜、怒、哀、乐、悲、恐、惊本身就是人的基本情绪。如果我们感受不到难过和悲伤，那么我们同样感受不到快乐和幸福。

也许你正在经历一些让你焦头烂额、苦不堪言的事情。但是，事实上并不是如此。事件本身是不会给你带来创伤的，我们看待事件的角度才会带来创伤[1]。比如，在我们的上一辈，许多父母都挨过自己父母的拳头，他们发现身边小伙伴的处境都和自己差不多，所以他们将此当作理所当然的事情，并没有因为父母揍自己而留下心理创伤。如果换成一个没有家庭暴力的时代，别人家的小孩都没有被父母揍过，唯独他被父母揍了，那么他就会觉得自己不被爱，认为自己很倒霉、很惨。离婚这件事也一样。如果一个时代的离婚率很高，那么离异的双方会觉得离婚是一件很正常的事情，离婚

---

① 认识心理学的经典观点。

之后甚至会感到前所未有的轻松。但是，换成一个几乎没有人离婚的时代，作为离婚的当事人，会感到压力十分大，心中苦闷，甚至会出现社交障碍。这都能证明，看待一件事情的角度不同，引发的情绪也不同。

因此可以说，我们看待人生的角度不同，得到的人生也不同。

如果一个人将人生当成战场，时刻紧绷神经，每天都在日夜防守，生怕出现一丝危险，那么他的感受是人生很艰难也很辛苦。如果一个人将人生当成一场旅途，以自己喜欢的方式过一生，同时去完成自己该完成的人生任务，那么他的感受是人生其实很轻松也很有趣。

——善用正向视角之分化出"智慧我"

人生最正当的追求是追求智慧。但如何获得智慧，我们往往感觉很困惑。我们可以尝试向哲学家苏格拉底学习"我其实一无所知"的精神，这是一种很好的途径。但是，作为普通人，我们需要先"知道"，这样才能到达"不知道"的境界。就像中国武侠片中的顶级武侠宗师，他们之所以能到达"无招胜有招""忘记一切招数""大道至简"的境界，是因为他们对重要的"秘籍"了如指掌。直到某天，他们意识到这些招数都是人为创造的之后，便开始从模仿进阶到了超越，再到不设限制。

就像武侠宗师的基本功一样，我们作为人需要拥有一些核心的部分，这些部分就是真诚、善良与发现美的心灵。在我们的一生中，每当遇到事情时，只需从这3个核心点出发，我们就可以从精神世界中提取出"智慧我"的部分。

"智慧我"的存在能让我们对生命有一个清晰的判断。比如，在我们为自己说了某句话、做了某件事而感到后悔难过的时候，我们可以从这3个核心点出发进行自省。我们可以问问自己："这句话我的出发点是良善的吗？"如果是，不论外界给出什么样的反应，我们都不需要为此而感到难过。"这件事我的出发点是真诚的吗？"如果是，无论外界对我们做的这件事有什么看法，我们都不需要怀疑自己。"这件事情是值得我去做吗？"如果这件事中蕴含了美好高尚的部分，无论外界对我们有什么样的疑惑，这件事都是值得我们去做的。

"积极心理学之父"塞利格曼认为，人的高尚品质是幸福的基石。善于用"真善美"作为核心的"智慧我"的产生，并善用正向视角去看待生活，是人类获得幸福感的最强有力的途径。

在分化出"智慧我"的视角之后，我们可以泛化到生活的方方面面。我们可以利用发现美的能力，去看待自己与身边的事物。每个人都有值得肯定的正向品质，每件事都有值得发现的积极意义。我们需要培养自己的正向视角，并重复肯定我们的正向品质以及所经历事件的积极意义，这能强化我们"智慧我"的部分。如此一来，我们可以持续让"智慧我"引领自己更好地生活，帮助自己成为一个通透、达观、泰然的人。

正向思维之刻意练习

在从事多年的心理咨询工作之后，我发现许多成年人因为自身的防御机制存储了太多的负面情绪，并会在某天迎来一个大爆发。比如，一件不好的事情发生之后，他们会在不知不觉中收集另一件不好的事情替代这件让自己感到不愉快的事情。虽然新的事情也会让他们感到很不舒服，但是他们不再会缓解因前一件事造成的困扰。他们在这样不健康的掩盖模式中形成了惯性，即用负面视角审视周围的人和事，这样可以逃离之前的事情给他们带来的负面感受。他们在无意识中或许只是想逃离上一件让自己感到不舒服的感受而已，但是却在不知不觉中训练出了负面思维的方式，形成了负面暗示的人格特征。简而言之，他们在无意中将自己驯化成了一个具有负面思维的条件反射的人。

面对这种情况，我们需要反其道而行之，刻意练习正向思维的方式。就像负面思维一样，正向思维是需要不断进行自我强化训练的。

正向心理暗示并不是精神胜利法，而是能让我们从负面情绪中逃出来的办法。现代人会有恐惧、焦虑、不安、自我放弃等负面情绪，唯有正向思维才能使我们保持健康，甚至超健康的心理水平。

本书介绍了大量关于正向思维的练习，我将它们具体化在不同的年龄阶段，通过正向心理暗示，不断强化我们的心理技能。

在本书的结尾，我之所以再次强调正向心理暗示的重要性，是因为希望读者在看完本书之后可以做到持续练习。正向心理暗示的频率是使心理结构发生质变的最关键因素。

最后，希望每一位看到本书的读者都能掌握正向心理暗示的技巧，提升心理品质，收获幸福人生。